名老中医临床经验总结与传承

主　编　周杨晶

四川科学技术出版社

图书在版编目（CIP）数据

名老中医临床经验总结与传承 / 周杨晶主编.—成都：四川科学技术出版社, 2023.3

ISBN 978-7-5727-0914-2

Ⅰ.①名… Ⅱ.①周… Ⅲ.①中医临床－经验－中国－现代 Ⅳ.①R249.7

中国国家版本馆CIP数据核字（2023）第042867号

名老中医临床经验总结与传承

主　编　周杨晶

出 品 人　程佳月

责任编辑　李迎军

助理编辑　王天芳

封面设计　晓　叶

责任出版　欧晓春

出版发行　四川科学技术出版社

　　　　　成都市锦江区三色路238号　邮政编码　610023

　　　　　官方微博 http://weibo.com/sckjcbs

　　　　　官方微信公众号 sckjcbs

　　　　　传真 028-86361756

成品尺寸　145 mm × 210 mm

印　　张　5.75　字数 140 千

印　　刷　成都博众印务有限公司

版　　次　2023年3月第1版

印　　次　2023年3月第1次印刷

定　　价　57.00元

ISBN 978-7-5727-0914-2

邮购：成都市锦江区三色路238号新华之星A座25层　邮政编码：610023

电话：028-86361770

本书编辑委员会

主 任 委 员：吴海以　林琦远

副主任委员：肖　萍　李　琳　李　雄　王启萍

主　　　编：周杨晶

编　　　委（排名不分先后）

　　　　　　王启萍　刘兰华　张光玉　张绍峰

　　　　　　陈国强　罗伦才　周文瑞　周杨晶

　　　　　　柯仪宇　谈廷萤　蔡　勇

主 编 单 位：凉山彝族自治州第二人民医院

序

　　名老中医临床经验是名老中医智慧的结晶，名老中医临床经验总结和传承是促进中医理论体系发展、提升中医临床水平、培养优秀青年中医、开发中药新药等的重要途径。

　　凉山彝族自治州（简称凉山州）第二人民医院的中医药事业发端于建院之初，与医院发展同步，如今已有70年的历史，在凉山州内外享有较高声誉。其中，刘兰华主任中医师早在2003年12月就被四川省人事厅、四川省卫生厅、四川省中医药管理局授予"四川省名中医"称号。

　　中医师承是名老中医临床经验总结和传承的重要方式。近年来，柯仪宇、陈国强、罗伦才、张绍峰等在内、外、妇、儿、康复各科疾病中积累了相当丰富的经验，并承担"师带徒"任务。周杨晶副主任中药师一直追求"医药圆融"的崇高理想，坚持中医和中药"两手抓"，承担了2019年州级科研项目"名老中医临床经验总结与传承"，对凉山州第二人民医院建院以来名老中医的临床经验进行整理、总结和传承创新，并把其成果编写成此书。

　　本书包括文献整理、数据挖掘、经验总结和医案整理四个部分，较全面地总结了凉山州第二人民医院名老中医的临床经验和学术思想，对中医药事业的传承、创新、发展具有十分重要的意义。

　　值此凉山州第二人民医院建院 70 周年之际，谨以此书献礼。

王启萍

2022 年 12 月

前　言

　　名老中医临床经验是名老中医在数十年临床实践中逐步形成的经验总结，是个人与传承群体智慧的结晶，是中医药传承的核心内容。做好名老中医经验总结和传承，对传承、创新、发展中医药事业意义重大。

　　名老中医临床经验总结的方法主要有以人为对象研究名老中医经验，以疾病为纲目归纳名老中医经验，以方剂为切入点研究名老中医经验，以临床思维方法为对象总结名老中医经验，以临床流行病学的方法进行临床观察和总结名老中医经验等。

　　凉山州第二人民医院的中医药发展在凉山州内外有较高声誉。名老中医们在内、外、妇、儿、康复等优势病种的治疗中积累了相当丰富的经验。主编 2013 年开始从事中医药工作，2015 年起师承于凉山州名中医陈国强副主任中医师，跟诊院内外多位名老中医，耳濡目染，潜移默化，始终追求"医药圆融"的崇高理想，坚持中医和中药"两手抓"，承担了2019 年州级科研项目"名老中医临床经验总结与传承"。

　　基于中医师承，以凉山州第二人民医院名老中医（有著述流传或副高及以上职称）为研究对象，进行文献（论文）收集、处方整理、数据挖掘、临床跟诊等，较全面地总结了凉山州第二人民医院建院以来的名老中医的临床经验和学术思想。汇编成文献整理、数据挖掘、经验总结和医案整理四部分。以期为提升青年中医临证水平、培养优秀青年中医、开发中药新药等提供参考，促进中医药事业的传承创新发展。

由于编者水平有限，书中难免有不足之处，竭诚欢迎广大读者批评指正。

目　录

第一部分　文献整理

柯仪宇

简介：女，1943 年生，四川省凉山州著名老中医，从事中医临床工作 50 余年。在中医妇科诊治方面有相当高的造诣，形成了独具特色的柯氏妇科，享誉川内外，并融会贯通，在中医内科、儿科方面也有相当高的造诣。淡泊名利，八十高龄依旧急患者之所急，想患者之所想，用药不过几剂，效果显著，深受患者和后辈爱戴。

擅长：月经不调、多囊卵巢综合征、卵巢早衰、不孕、子宫内膜异位症、卵巢囊肿、子宫肌瘤、痛经、更年期综合征、乳腺病、带下病、缺乳、产后发热、男性不育症、精索静脉曲张、慢性阻塞性肺疾病、鼻炎、上呼吸道感染、咳嗽、失眠、脑梗后遗症、小儿外感、小儿食积等。

子宫内膜异位症的治疗思路

子宫内膜异位症是指子宫内膜组织（包括腺体和间质）出现在子宫体以外部位的疾病，简称内异症。此病产生原因是由经血逆流所形成，当经血外流受阻或行经期间盆腔脏器受到干扰，都会使经血发生逆流，导致所含的活性子宫内膜碎片种植他处，而形成子宫内膜异位症。常见的异位地是卵巢、输卵管、子宫肌层及子宫外部表面以及子宫的支持韧带、盆腔及腹腔表面、宫颈和阴道等。

子宫内膜异位症的临床表现主要为痛经、下腹痛、性交痛、月经量过多、经期延长、不孕等。有时可以形成包块，如卵巢子宫内膜样囊肿。现代医学主要采用激素及手术治疗子宫内膜异位症。

一、病因病机

根据临床症状，子宫内膜异位症应属中医"痛经""癥瘕"范畴。

中医认为产生痛经的原因有：①内因——七情内伤肝脾；②外因——六淫；③不内外因。痛经亦分寒、热、虚、实。张景岳《妇人规》曰："经行腹痛，证有虚实。实者或因寒滞，或因血滞，或因气滞，或因热滞；虚者有因血虚，有因气虚。"《医宗金鉴》曰："腹痛经后气血弱，痛在经前气血凝，气滞腹胀血滞痛，更审虚实寒热情。"《傅青主女科》曰："妇人有经水过多……人以为血热有余之故，谁知是血虚而不归经乎。"故子宫内膜异位症应属"痛经"范畴。但它又可以形成包块，陈自明《妇人大全良方》曰："夫妇人腹中瘀血者，由月经否涩不通，或产后余秽未尽，因而乘风取凉，为风冷所乘，血得冷则成瘀血也。血瘀在内则时时体热面黄，瘀久不消则变成积聚癥瘕也。"故此病也属中医的"癥瘕"范畴。

二、治疗

在临床上，根据患者的临床表现，应用中医的辨证施治原则，着重以通经化瘀为主。正如古人说："通则不痛，痛则不通。"同时，在治疗中还需偏重于肝脾，"然血气之化，由于水谷，水谷盛则血气亦盛，水谷衰则血气亦衰。而水谷之海，又在阳明""此可见冲脉之血，又总由阳明水谷之所化，而阳明胃气又为冲脉之本也。故月经之本，所重在冲脉，所重在胃气，所重在心脾生化之源耳"。《傅青主女科》曰："夫肝属木，其中有火，舒则通畅，郁则不扬，经欲行而肝不应，则抑拂其气而疼生。"

方用四物汤加味。

生地18g，川芎9g，当归15g，白芍20g，川党参30g，黄芪30g，白术15g，覆盆子15g，杜仲15g，桃仁9g，三七6g（另包，冲服），草红藤15g，败酱草30g，蜈蚣2条，海藻10g，白花蛇舌草15g。2日1剂，每日2次。

方中生地、当归、黄芪补气补血；川党参、白术补脾胃；

白芍、川芎敛阴平肝、理气止痛；覆盆子、杜仲补肝肾；桃仁、三七活血化瘀；草红藤、败酱草清热解毒；蜈蚣、白花蛇舌草、海藻软坚散结。

三、典型案例

陈某，女，31岁。于3年前出现痛经，经量增多，有血块，经期延长，2年来未避孕也未怀孕。平时小腹痛，肛门憋胀，性交痛。

B超检查，见子宫增大约8.2 cm×7.2 cm×4.6 cm，腺肌瘤约4 cm×3 cm，左侧卵巢子宫内膜样囊肿5.0 cm×3.5 cm。

西医诊断：子宫内膜异位症。

中医诊断：癥瘕。

辨证：气虚血瘀证。

治法：健脾益气、活血化瘀。

处方：四物汤加味。

经服四物汤加味2个多月后，患者月经来潮时，腹痛明显减轻，经量略多，已无肛门憋胀感。

B超检查，见子宫8.0 cm×5.5 cm×4.6 cm，腺肌瘤2.8 cm×2.2 cm，左侧卵巢子宫内膜样囊肿3.5 cm×2.7 cm。

又嘱患者继续服上方，改为4日1剂，每日服1次。又服药4个月后，经期已不腹痛，经量正常，并于最后1月怀孕。产后随访1年，未出现痛经。

四、体会

中医药治疗子宫内膜异位症在减轻患者临床症状的同时，

能改善患者排卵功能、提高受孕率，效果显著。同时，中药无抑制激素作用，无"打断"月经周期作用，无须用"假孕"法或"假绝经"法。但美中不足是服药时间长，煎药麻烦，这是今后需要研究改进的地方。

（柯仪宇）

乳腺增生症的治疗思路

乳腺增生症是指乳腺导管和腺小叶在结构上的退行性病变及进行性结缔组织的生长，既非肿瘤又非炎症，是一种良性增生性疾病，是乳腺最常见的疾病。随着生活节奏加快，生活压力逐渐增大，此病越来越普遍，位居女性乳腺疾病发病的首位。

一、病因病机

乳腺增生症的发生多与内分泌紊乱有关，西医治疗多以激素调节为主，能暂时缓解症状，有时也采用局部手术切除的方法。根据乳房部肿块和疼痛，同时伴随月经失调、带下过多、便秘、失眠、虚劳等症状，中医将其归为"乳癖"范畴。《外科正宗》曰："夫乳病者，乳房阳明胃经所司，乳头厥阴肝经所属。"《圣济总录》曰："妇人以冲任为本，若失于将理，冲任不和，阳明经热，或为风邪所客，则气壅不散，结聚乳间，或硬或肿，疼痛有核。"《丹溪心法》曰："若不得于夫，不得于舅姑，忧怒郁闷，昕夕积累……遂成隐核。"《疡科心得集》曰："有乳中结核，形如丸卵，不疼痛，不发寒热，皮色不变，其核随喜怒为消长，此名乳癖。"本病因郁怒伤肝、忧思伤脾，使志不得发，思不得遂而引起肝郁气滞、气阻痰凝、气滞血瘀，致气血痰湿、郁阻乳络、结聚成核。

二、诊断

（一）症状

本病在临床上主要表现为乳腺肿块，多数伴有胀痛或刺痛等症状。乳腺肿块的形态、大小及硬度，受月经周期、情绪、劳累等因素的影响，多数患者于月经前、劳累后、情绪不稳定后，肿块变大、变硬，疼痛加重。乳腺疼痛，以胀痛为主，也有刺痛，更有甚者走路或衣服摩擦时均使疼痛加重，有少数患者还表现为从乳房牵引至双腋下胀痛，或牵引乳头疼痛。

（二）检查

患者坐在光线充足的室内，取双臂下垂，挺胸姿势，观察其乳房大小及乳房皮肤和乳头状态。乳房生来就有两侧大小不等者，或单侧哺乳造成两侧乳房不对称。皮肤光滑无橘皮样变，乳头不单侧凹陷，有生来双侧乳头陷入者，乳头无分泌物。用手扪诊时，宜用指腹轻轻进行。此病肿块是大小不等的结节状，成团的硬块，呈扁圆形，肿块边界不清，光滑、硬度不大，有弹性。肿块与皮肤、胸肌无粘连感，可以推动。月经前期肿块边界较明显，硬度略大，经后肿块边界不清，变软，绝大多数有压痛。

三、治疗

处方：乳叶汤。

丹参 15 g，赤芍 10 g，炒王不留行 10 g，北柴胡 10 g，郁金 10 g，地龙 10 g，蜈蚣 2 条，法半夏 10 g，浙贝母 10 g，黄芪 30 g，丝瓜络 10 g，天冬 10 g，老鹳草 10 g。2 日 1 剂，每日 2 次。

方中用北柴胡、郁金疏肝理气；丹参、赤芍、炒王不留行、老鹳草活血祛瘀；法半夏、浙贝母祛痰散结；地龙、丝瓜络通络；天冬、蜈蚣软坚；黄芪补气扶正。全方行气、解郁、祛瘀、豁痰、散结、软坚、补气，使壅者通，郁者达，结者散，达到消肿止痛的目的。

四、典型案例

案例一

范某，女，38 岁，已婚，1986 年 10 月初诊。

自诉双侧乳房有包块 3 个多月，左侧比右侧大，乳房胀痛，与衣服摩擦时疼痛加剧。

检查：左侧乳房左上方有约 3.5 cm × 2.0 cm，右侧乳房上方有约 2.0 cm × 1.5 cm 结节各一个，压痛明显。表面光滑，活动好，边界不清，双侧腋下淋巴结未扪及。

西医诊断：乳腺增生症。

中医诊断：乳癖。

辨证：气滞血瘀证。

治法：行气舒郁、化瘀散结。

处方：乳叶汤。

服用乳叶汤 4 剂后，疼痛明显减轻，肿块变软。又服 4 剂后，肿块消失，疼痛也消失，原肿块所在处已无压痛。又嘱再服 2 剂，以巩固疗效。

案例二

李某，女，37 岁，已婚，1993 年 10 月初诊。

自述左侧乳房刺痛 1 个月，发现左侧乳房有一个包块，如核桃大，因怕是乳腺癌而来就诊。

检查：左侧乳房上方有一 5.0 cm×3.0 cm 肿块，压痛，质中，光滑，活动好，边界不清，左侧腋下淋巴结未扪及。

西医诊断：乳腺增生症。

中医诊断：乳癖。

辨证：气滞血瘀证。

治法：行气舒郁、化瘀散结。

处方：乳叶汤。

服用乳叶汤 10 剂后，乳房肿块疼痛明显减轻，至月经来潮时缩小 1/2，乳房肿块疼痛较前次月经来潮时大有减轻。月经干净后，又服用 8 剂乳叶汤，左侧乳房肿块完全消失，疼痛也消失。迄今两年多未见复发。

五、体会

西医一般认为乳腺增生症可能是黄体素减少及雌激素相对增多，使月经前的乳腺增生变化加剧，月经后的乳腺组织"复旧"也不完全，日久形成乳腺增生症，属于中医"乳癖"范畴。乳房属足阳明胃经，乳头属足厥阴肝经，冲脉隶属阳明，肝经散于胸腹，故乳房疾患与肝、胃、冲脉有关。治疗根据肝郁气滞，久之血瘀，耗损肝血，脾失运化，聚湿为痰，竭气血生化之源，而使气血两虚，形成本病虚实相夹的病机，故以疏肝理气，祛瘀化痰为主，佐以通络、补气、软坚的药物，效果显著。

（柯仪宇）

刘兰华

简介：女，1949 年 6 月出生于重庆潼南县中医世家，1970 年毕业于成都中医药大学，承邓绍先、冉品珍、彭履祥、吴棹仙等巴蜀名医之教。倡"五脏六腑皆宜通"之观点，主张活血化瘀结合"七情"辨证治疗内科呼吸系统、消化系统、妇科经带疑难病症。善用经方化裁，方不过十二三味，效专力宏。培养了汪剑教授、徐由立博士等高徒。1998 年晋升为主任中医师，2003 年被四川省人事厅、四川省卫生厅、四川省中医药管理局授予"四川省名中医"称号。

擅长：内科和妇科急症、肿瘤等的中医治疗。

闭经从肝肾论治的思路

闭经是指女子年逾 16 周岁，月经尚未来潮；或月经周期已建立后又中断 6 个月以上，或月经停闭超过 3 个月经周期者。前者称原发性闭经，后者称继发性闭经。临床分血枯、血滞两类。血枯者，精血不足、血海空虚，多因肝肾不足、气血虚弱、阴虚血燥；血滞者，多因气滞血瘀、痰湿阻滞。治以虚者补之，实者泻之，劳者温之，损者益之，结者散之，留者攻之，客者除之，多从肝、脾、肾论治。

一、病因病机

闭经是妇科较为常见的疾病之一。青春期和青春前期，肾气未旺，冲任未盛，机体发育未臻成熟，外邪入侵，易伤肾气，影响冲任二脉的通盛，引起闭经。中年妇女情绪易于激动，常致肝郁气滞，又因胎产哺乳耗阴血，肝为藏血之脏，血伤肝失养，易致血枯经闭。故有"少年治肾，中年治肝，老年治脾"之说，闭经多发于中青年患者，故应以治肝肾为主。

肾为先天之本，主藏精，是人体生长、发育、生殖之根本，天癸乃肾气的产物，月水全赖肾气施化，肾水既乏，则经血日益干涸，正如《黄帝内经》曰："女子七岁，肾气盛，齿更发长；二七而天癸至，任脉通，太冲脉盛，月事以时下……七七任脉虚，太冲脉衰少，天癸竭，地道不通。"且气生于肾，主于肺，血随气行，气赖血生，气行血行，气滞血亦滞，肾与月经关系密切，故补肾在治疗闭经中占极其重要的地位。

从肾与五脏关系看，肾与心上下交通，水火相制，心阳下至肾以助肾阳，肾阴上至心以滋心阴；肾与肺经络相通，肺为水之上源，肾为水之下源，肺主吸气，肾主纳气；肾与肝精血互生，肝血必赖肾精滋养才能精充血足，肝血充足又可化生成精，使肾精充盈；肾与脾先后天互资，水土相制，临床多见心肾、肝肾、肺肾同病，故有"五脏之伤，穷必及肾"之说。

肝主疏泄，肝藏血。肝疏泄功能正常、气机调畅，才能气血平和、心情舒畅；反之气郁横逆、犯胃乘脾、升降失司、气郁化火、上行迫肺。肝主疏泄还与胆汁分泌有关，间接起到通利三焦、疏通水道的作用。肝藏血，妇女以血为主，而肝具有藏血液和调节血量的作用，五脏六腑、四肢百骸各器官组织都赖以养。肝能疏调气机，使气血流畅、经络流通、脏腑功能调和，从而使功能健强、精力充沛、肝能养五脏六腑。故肝与五脏六腑休戚相关，闭经无论虚实，治肝都是十分重要的。

从肝、肾关系看，肝、肾同居下焦，有"乙癸同源"之说，同时奇经八脉兼属于肝、肾，尤其是冲任二脉与肝、肾关系密切，《黄帝内经》云："冲脉、任脉，皆起于胞中。"而肝之经脉与任脉交会，肝脉亦与胞宫有联系。王冰说："冲为血海，任主胞胎，二者相资，故能有子。"肝亦有血海之称，《临证指南医案》云："女子以肝为先天。阴性凝结，易于怫郁，郁则气滞血亦滞。"闭经责之冲任二脉。所以临床治疗多从肝、肾着手，治肝、肾即是治冲任，治疗上必须兼顾。

二、典型案例

林某，女，18岁，学生，1983年10月初诊。

患者闭经8月，伴胸肋胀痛。14岁初潮，平素月经期、量、色质正常，1983年初因学习繁忙，情绪紧张，恐高考落榜导致月经后移5~10天，量少，3月出现头昏，烦躁，易怒，月经停闭。服中药归脾汤、八珍汤之类无效。

检查：见患者消瘦懒言，腹满纳呆，夜烦不寐，胸肋胀痛，舌边尖红，苔薄白，脉弦缓。

西医诊断：继发性闭经。

中医诊断：闭经。

辨证：肝郁气滞，气机不畅，血行受阻；肝气横逆，乘脾犯胃，气郁化火，上扰心神，冲任不通，故经闭不行。

治法：疏肝解郁，佐以活血化瘀。

处方：越鞠丸加味。

栀子12g，苍术8g，川芎15g，香附15g，六神曲20g，郁金15g，川牛膝15g，北柴胡12g，桃仁15g，鸡内金15g。水煎服，每日1剂。

上方进2剂后，胸肋胀痛减，知饥思食，心烦亦减。二诊生大黄10g易桃仁，加熟地20g，连服4剂，月经来潮，色深红，量中等夹少许瘀块，脉象柔和，继给逍遥丸善后，观察半年月经按时来潮。

三、体会

本案闭经 8 月，由劳伤心脾，气郁血滞所致。《黄帝内经》云："二阳之病发心脾，有不得隐曲，女子不月。"气郁横逆，乘脾犯胃，升降失司，故纳呆胸闷，久郁化火，上扰心神，故烦躁不寐。选越鞠丸疏肝理脾、行气解郁，加北柴胡、郁金增强疏肝理气之功，桃仁、鸡内金活血祛瘀，川牛膝引血下行，二诊因前方有效，以生大黄易桃仁加强活血逐瘀之功，加熟地补血。6 剂经血通，继以逍遥丸善后。

（刘兰华　张绍峰）

中西医结合治疗急性出血坏死性胰腺炎

急性胰腺炎是指多种病因引起的胰酶激活，继以胰腺局部炎性反应为主要特征，伴或不伴其他器官功能改变的疾病。临床以急性上腹痛、恶心、呕吐、发热和血清淀粉酶增高等为特点，大多数患者病程呈自限性，20% ~ 30% 患者临床经过凶险，总体病死率为5% ~ 10%。具有起病急、病情重、并发症多、病死率高等特点，是临床常见的消化系统疾病之一。可分为单纯水肿性胰腺炎及出血坏死性胰腺炎两种类型。

一、病因病机

急性胰腺炎属中医"腹痛""胃心痛""脾心痛""胰瘅"等范畴。其病位主要在胰，病变涉及肝、胆、脾、胃、肠等，基本病机为气机不畅，脾胃运化失司，痰湿内蕴，郁久化热，久则血瘀，浊毒渐生，有形邪实阻滞中焦，从而导致"腑气不通"。早期文献显示，多数出血坏死性胰腺炎患者可以经积极的非手术治愈，但不是所有的患者所有的时候都要坚持非手术治疗。一般治疗重点为：病程早期（发病1周内）以纠正内环境紊乱及减轻胰外器官损害为主；中期（发病2 ~ 4周）以防治胰腺坏死组织继发感染为主；后期（发病 4 周后）以处理胰腺坏死组织引起的并发症为主。

二、典型案例

杨某，男，57 岁，干部。

患者左上腹持续剧烈胀痛 6 天，伴发热、黄疸 3 天，1988 年 4 月 9 日转入院，病前有饮酒史。

查体：体温 38℃，脉搏 96 次 / 分，血压 110/70 mmHg*。急性重病容，神清合作，巩膜及皮肤中度黄染，胸腹部灼热，4 天未大便，舌深红，苔黄厚腻，脉弦数有力。肺下界上移于第四肋间隙，双下肺呼吸音减弱。腹膨胀，左下腹广泛压痛及反跳痛，肌张力增高，腹部有转移性浊音，肠鸣音减弱。

实验室检查：血红蛋白 140 g/L，白细胞计数 17.8×10^9/L，中性粒细胞 0.87。尿常规：蛋白（+），尿淀粉酶 128 ~ 256 U（温氏）。肝功能：黄疸指数 60 U，范登伯试验直接反应阳性，间接反应强阳性，尿胆原和尿胆红素均阳性。血糖 8.4 mmol/L，腹水淡红微浑，蛋白阳性，红细胞较多，白细胞 60 个 /mm³。

B 超检查：肝脏增大，胰头 3.3 cm，胰体 2.2 cm，胰腺增大，呈减弱回声，欠均质。

胸腹透视：盘状肺不张。

西医诊断：急性出血坏死性胰腺炎。

中医诊断：胰瘅。

治疗：禁食，持续胃肠减压，纠正水电解质及酸碱平衡紊乱，解痉、止痛、抗感染，入院即配合中药治疗。

辨证：湿热内蕴，腑气不通。

---

*：1 mmHg = 0.133 kPa。

治法：通腑泻热、疏肝利胆、活血消痈。

处方：北柴胡 12 g，生大黄 15 g，牡丹皮 15 g，茵陈 30 g，金银花 30 g，赤芍 18 g，桃仁 15 g，枳实 10 g，草红藤 30 g。

上药浓煎经胃肠减压管灌入，2 小时 1 次，每次 50 mL，每日 1 剂。1 剂后仍不大便，仅矢气频，加芒硝 10 g 助通腑之功，维持大便 2 ~ 3 次 / 日。13 天后，发热退，白细胞计数正常，腹痛消失，拔胃肠减压管，上方稍加减共进 30 剂。经中西医结合治疗，患者胃纳增，精神饱满，体温、血尿常规、尿淀粉酶、血糖、B 超显示胰腺大小正常，黄疸消退，住院 48 天痊愈出院。

三、体会

急性出血坏死性胰腺炎属急危重症，死亡率高，本例除采用常规西医疗法外，始终配合中药通腑泄热、疏肝利胆、活血消痈之法。通腑选用生大黄，生大黄能荡涤胃肠湿热，祛腐生新，疏肝利胆，伍以芒硝助通腑之功，将毒素排出体外。现代研究表明生大黄对胰蛋白酶、胰淀粉酶、胰脂肪酶的活性具有全面抑制作用，减少了胰腺的自我消化过程，大黄对十二指肠有舒张和解除胆道括约肌痉挛的作用，对分泌物及时排入肠腔起到内引流作用，同时还有扩容和改善微循环障碍之作用，因此，通腑在改善胰腺局部血液循环和防止胰源性休克上起到协同治疗作用。

（刘兰华）

龙胆泻肝汤化裁治扁平疣

扁平疣是由人乳头瘤病毒感染皮肤所引起的良性赘生物，皮损多发于颜面、手背、颈、腕及膝部等处。病程呈慢性，可在数周或数月后突然消失，但亦可持续多年不愈。扁平疣具有毁容性和传染性，给患者造成很大精神压力。西医多使用抗病毒、免疫调节剂等内服药物治疗，或采用外搽药物，或冷冻、激光治疗，但容易遗留色素沉着，甚至造成永久性瘢痕，复发率较高。

一、病因病机

扁平疣，中医称之为"扁瘊"。《灵枢·经脉》曰："手太阳之别，名曰支正。上腕五寸，内注少阴；其别者，上走肘，络肩髃。实则节弛肘废，虚则生肬，小者如指痂疥，取之所别也。"其中，肬即疣也。《薛己医案》曰："疣属肝胆少阳经，风热血燥，或怒动肝火，或肝客淫气所致。"说明本病病本在肝，其标在肤表肌腠。

二、典型案例

许某，男，干部，25岁。1989年2月10日初诊。

2月前因面部及双上肢发米粒大小扁平褐色血疹，稍隆起，时有瘙痒，经肌内注射板蓝根注射液无效，继用5-氟尿嘧啶软膏外擦，外擦1次后面部立即出现满布指头大小的水疱，灼热奇痒，前来求治。

患者除面部水疱痒外，口干苦，烦躁，便干，舌红，苔黄微厚，脉弦数。

西医诊断：扁平疣。

中医诊断：扁瘊。

辨证：肝胆湿热，血热生风。

治法：清热利湿、凉血、息风解毒。

处方：龙胆泻肝汤加减。

龙胆草12g，栀子15g，北柴胡8g，生地15g，地骨皮24g，熟大黄5g，苍术12g，薏苡仁50g，板蓝根30g，大青叶30g，土茯苓25g，紫草15g，蜈蚣4条。水煎服，每日1剂。

服上方4剂后，水疱消尽，面部留有少许淡红色痂壳，1月后，面部及双上肢之扁平疣亦完全消失。

三、体会

患者患扁平疣，因外用药物过敏，症见一派肝胆湿热、血热生风之象，拟龙胆泻肝汤加减清热利湿、凉血、息风解毒，亦恰中扁平疣之病机，故收一箭双雕之效。

（刘兰华）

苓桂术甘汤用药心法

苓桂术甘汤出自《伤寒论·太阳病变证》曰："伤寒若吐、若下后，心下逆满，气上冲胸，起则头眩，脉沉紧，发汗则动经，身为振振摇者，茯苓桂枝白术甘草汤主之。"《金匮要略·痰饮咳嗽病脉证并治》曰："心下有痰饮，胸胁支满，目眩，苓桂术甘汤主之。夫短气，有微饮，当从小便去之，苓桂术甘汤主之；肾气丸亦主之。"

组成：茯苓 12 g，桂枝 9 g，白术 6 g，甘草 6 g。

用法：上 4 味，以水 1.2 L，煮取 0.6 L，去渣，分温 3 服，小便则利。

功效：温阳化饮、健脾利水。

主治：痰饮病中阳不足证，胸胁支满，目眩心悸，短气而咳，舌苔白滑，脉弦滑或沉紧。常用于眩晕、水肿、感冒、咳嗽、梅核气、呃逆等病证。

典型案例

案例一

刘某，女，35 岁，干部，1983 年 2 月 15 日诊。

头晕目眩 5 天，起则头眩，耳鸣如蝉，背冷心悸，闭目平卧稍安，动则呕吐清稀痰涎。曾服天麻钩藤饮、半夏白术天麻汤、山莨菪碱无效。

查体：面色萎黄，目窠浮肿如卧蚕状，脉细滑。

西医诊断：梅尼埃综合征。

中医诊断：眩晕。

辨证：脾胃阳虚，饮邪内停。

治法：温阳蠲饮、健脾利湿。

处方：茯苓30g，桂枝20g，白术15g，炙甘草3g，陈皮12g，法半夏15g。水煎服，每日1剂。

连服4剂，诸症俱除。以后复发，照方服用，每用皆效。

按：此例诊为眩晕，病因脾胃阳虚，饮阻于中，上蒙清阳，用茯苓、桂枝温阳化水，白术健脾燥湿，炙甘草和中益气，陈皮、法半夏燥湿豁痰，降逆止呕，法宗"病痰饮者，当以温药和之"，故收显效。

案例二

杨某，男，65岁，干部，1985年10月12日诊。

咳嗽病史10年，伴面浮、肢肿、心悸2年余，近1周咳嗽加剧，胸肋胀满，不能平卧，痰多质稀，恶风厌油，尿短。

查体：下肢浮肿，按之凹陷，唇面呈紫色，舌体胖质淡，苔白腻，中心灰黑，脉细濡，尿常规检查阴性。

西医诊断：慢性支气管炎、肺心病。

中医诊断：水肿。

辨证：阴水，肺脾两虚。

治法：益肺健脾、温阳利水。

处方：茯苓40g，桂枝20g，白术10g，黄芪30g，防己15g，桃仁10g，紫苏子15g，细辛3g，车前子（包煎）15g，炙甘草3g。水煎服，每日1剂。

连服4剂后，面部、下肢浮肿明显消退，咳喘亦减，继进上方 6 剂，肿消，咳喘平息，嘱服香砂六君丸以固其效。

按：水肿责之于肺、脾、肾，今脾阳不足，水停为饮，溢于四肢为肿，故循《金匮要略》"夫短气，有微饮，当从小便去之，苓桂术甘汤主之。"本例唇面发绀，乃气虚血瘀之症见，故加黄芪益气，桃仁行血，防己、车前子利湿，细辛温肺化痰，共奏益气通阳，运脾消水之功。

案例三

李某，女，50 岁，干部，1980 年 2 月 5 日诊。

素体阳虚，旅途复感风寒，咳嗽半月。现咳嗽频作，咽痒难忍，背凉则咳剧，胸满，痰多质清稀，恶风，动则汗出湿衣，口干不欲饮，尿短赤。

西医诊断：慢性支气管炎急性发作。

中医诊断：咳嗽。

辨证：肺脾两虚，风邪外乘。

治法：温阳豁痰、益气解表。

处方：茯苓 20 g，桂枝 15 g，炙甘草 3 g，黄芪 18 g，防风 9 g，陈皮 10 g，法半夏 10 g，紫苏子 15 g，牛蒡子 15 g，赤芍 18 g。水煎服，每日 1 剂。

服 2 剂后，自汗止，咳减，痰少，背冷方咳，微恶风，继进 4 剂，诸症皆除。

按：《黄帝内经》云"五脏六腑皆令人咳，非独肺也。"此因素体脾阳不足，脾病及肺，运化失司，内湿停聚，阳不能卫外，故温阳豁痰、益气解表效佳。

案例四

杨某，女，36 岁，1978 年 10 月 10 日诊。

人工流产术后 10 天，发热自汗，恶风，头身酸痛，厌油纳呆，虽重被厚衣，床前悬一塑料布避风，仍感寒风刺骨。

检查：体温 39℃，形瘦，面色白无华，舌质淡，舌尖散在瘀斑，苔白滑，脉细数。

西医诊断：上呼吸道感染。

中医诊断：感冒。

辨证：阳虚外感。

治法：助阳解表。

处方：茯苓 20 g，桂枝 15 g，白术 10 g，荆芥 12 g，防风 10 g，炙甘草 3 g。水煎服，每日 1 剂。

2 剂药后头身痛除，恶风减，体温降至 37℃，仍自汗。继用苓桂术甘汤加玉屏风散化裁 3 剂，自汗止，继以当归生姜羊肉汤善后。

按：《黄帝内经》云"阴者，藏精而起亟也；阳者，卫外而为固也"。患者素为阳虚之体，复耗阴血于内，营卫俱虚，表邪长驱直入，初以苓桂术甘汤加荆芥、防风助阳解表，次加玉屏风散止汗，继以当归生姜羊肉汤填补阴精，阴平阳秘，病乃痊愈。

（刘兰华）

活血化瘀法治疗痿证

痿证是指肢体筋脉弛缓、软弱无力，无法随意运动，伴或不伴有肌肉萎缩的一种病证，临床上以下肢痿软无力较为多见。现代医学的肌营养不良症、急性脊髓炎、多发性神经炎、周期性瘫痪、重症肌无力、运动神经元病、神经系统感染并发软瘫的后遗症等均属于该病范畴，具有病势缠绵、病理性质复杂多变的特征。临床上多以糖皮质激素、丙种球蛋白等对症支持治疗为主，疗效欠佳。

一、病因病机

《黄帝内经》将痿证分为"痿躄""脉痿""肉痿""筋痿""骨痿"五种类型，并提出"肺热叶焦"为其主要病机的观点和"治痿独取阳明"的基本治疗大法，认为痿证的发生与肺、胃、脾、肾四脏密切相关。陈无择曰："痿证属内脏气不足之所为也。"尤以脾胃为要。李东垣云："湿热相合，阳气日以虚，阳气虚则不能上升，而脾胃之气下流，并于肝肾……"张璐认为："痿证……大都起于阳明湿热，内蕴不清，则肺受热乘而日槁，脾受湿淫而日溢，遂成上枯下湿之候。""五脏六腑皆宜通"，在考虑肺、胃、脾、肾，阳明湿热等因素的同时，痿证的发展离不开瘀血这一重要因素。

二、典型案例

案例一

罗某，女，2岁。1982年1月30日诊。

患儿因发热咳嗽5天，继见左下肢不能步履，左足外翻，纳呆，尿少，便干。经当地医院诊断为"脊髓灰质炎"，随后转凉山州第二人民医院治疗。

检查：患儿面色㿠白，唇舌质淡，苔薄白干，指纹淡红，双膝以下欠温，左腿尤著，只能跛行半米远。患儿脾胃虚弱，气血化源不足兼感外邪，肺虚不能输精于五脏，脉道不利，筋脉肌肉失其温煦而骤然致痿，此本虚之证。

西医诊断：脊髓灰质炎。

中医诊断：痿证。

辨证：肺胃气虚。

治法：养肺益胃。

处方：麦冬清肺饮加减。

紫菀6g，白芍6g，当归6g，黄芪9g，麦冬9g，生谷芽9g，北沙参12g，五味子3g，炙甘草3g。水煎服，间日1剂。

二诊：上方服4剂后，胃纳增，苔白有津，面色转荣润，二便自调。

改进补阳还五汤，益气活血通络佐以实脾，药渣煎水浸浴患肢，每日1次，每次20分钟。

处方：黄芪20g，当归6g，赤芍6g，川芎6g，地龙6g，桃仁6g，红花6g，山药9g，芡实9g。水煎服，间日1剂。

三诊：服上方8剂，配合针灸治疗，患儿足外翻明显好转，能步行 10 m 远，面色红润，精神健旺，胃纳复原，已基本告愈，其母要求带上方回家治疗。

案例二

拉某，女，45 岁，工人。

1979 年 3 月患者因双下肢软弱无力，不能步履，丧失工作能力已 3 年来门诊求治。

检查：患者面色萎黄，目光呆滞，形瘦神疲，下肢欠温，痿软不能自主，小腿肌肉萎缩，刮搔不知痛痒，舌质淡，苔薄白，舌边满布齿痕，六脉沉细迟，两尺尤甚。

询知患者近 3 年来，头昏耳鸣，腰酸膝冷，下肢麻木，尿频量多，畏寒纳呆。

西医诊断：重症肌无力。

中医诊断：痿证。

辨证：脾肾阳虚，营卫俱弱，肾不能生髓养骨，肾虚不能作强也。

治法：峻补肾阳，兼健脾养血。

处方：右归丸加减。

肉桂 10 g，附子 30 g（先煎），熟地 30 g，杜仲 15 g，牛膝 15 g，鹿角胶 15 g（烊化），当归 15 g，山药 21 g，枸杞子 21 g，菟丝子 21 g，砂仁 9 g，干姜 10 g。水煎服，每日 1 剂。

二诊：服上方 28 剂后，自觉腰酸膝冷大减，双下肢时有胀痛感，胃纳增，夜小便 2 次，舌质转红，脉细缓，肾阳渐复，胃气亦增。气为血帅，气行则血行。于上方加黄芪 60 g，三七 6 g 以益气活血，通利脉道，使双下肢肌肉得阳气温煦，脾肾阳气得复，自能作强也。

三诊：上方每周服 4 剂，守方至 1979 年 7 月，诸证俱減，能扶杖站立，面色红润，小腿肌肉渐复，嘱守方再服 5 个月。1979 年 12 月患者步行 1 km 来门诊就诊，诸证俱失，判若两人，经 10 个月治疗，3 年沉疴得愈，为巩固疗效，嘱服金匮肾气丸 3 个月，并加强锻炼。1980 年春节患者丈夫告知，病者已痊愈上班，观察 2 年，健康无恙。

三、体会

（一）"瘀"系痿证病因之一

《医学衷中参西录》明确指出风寒痰热是致痿外因，脾胃虚弱，胸中大气虚损，肾虚不能生髓养肾是致痿之内因。《素问·生气通天论》云："因于湿，首如裹，湿热不攘，大筋软短，小筋弛长，软短为拘，弛长为痿。"结合临床，可以"湿、热、痰、虚、瘀"五字概括其病因病机，前四种致痿因素已为历代医家所公认。

"瘀"是湿热毒邪的病理产物，又是导致脉道不利的病因。《素问·太阴阳明论》云："四肢皆禀气于胃，而不得至经，必因于脾，乃得禀也。今脾病不能为胃行其津液，四肢不得禀水谷气，气日以衰，脉道不利，筋骨肌肉皆无气以生，故不用焉。"说明脾病不能为胃行其津液，经脉运行不通而致痿，脉道不利即是瘀，故"瘀"是致痿病因之一。

（二）"瘀"之成因有虚实之别

瘀血既是致痿病因又是病理产物，除包括离经之血未能消散者外，尚应包括气虚、气滞造成的血液运行不畅。气能生血，气能行血，气能摄血。气虚不能化精生血，即见"营气虚则不仁，卫气虚则不用，营卫俱虚不仁不用"之证。脾病不能为胃行其津液，失帅血之功，脉道失利，筋骨、肌肉皆无以生，可见肢痿，故"瘀"之成因有虚实之别。

（三）治痿不忘"通"

"六腑以通为用"。陈潮祖教授提出"五脏六腑皆宜通"，五脏宜通是指精华物质在密闭管腔内流通不能阻滞，因血贵充盈而恶虚损，贵流通而恶瘀滞，贵循常道而恶外溢，故无论何脏患病致痿，都与气血、津液流通受阻有关。在"五脏六腑皆宜通"理论指导下，治痿不忘一个"通"字。

（刘兰华）

麻黄细辛附子汤用药心法

麻黄细辛附子汤出自《伤寒论》第301条："少阴病，始得之，反发热，脉沉者，麻黄细辛附子汤主之。"

组成：去节麻黄6g，细辛6g。炮制、去皮，破8片附子1枚（9g）。

用法：上3味，以水2.0L，先煎麻黄，减0.4L，去上沫，内诸药，煮取0.6L，去滓，温服0.2L，日3服。

功效：助阳解表。

主治："少阴病，始得之，反发热，脉沉者"之太阳少阴两感之证。方中附子在内温中，温少阴之经，麻黄在外开表，散太阳之寒，细辛可助附子温肾，亦可辅麻黄驱寒，具有温经散寒、助阳解表之功效，对于素体阳虚、外感风寒、无汗恶寒等典型风寒症候有着较好的作用。常用于治疗三叉神经痛、咽喉痛、哮喘、腰椎间盘突出、阳痿等病证。

辨证要点：无汗、恶寒感明显，发热或不发热；精神萎靡，倦怠感明显，但欲寐，手足冷；舌质淡，苔白润，脉沉弱或沉细或沉迟。

典型案例

雷某，男，52岁，干部，1987年3月初诊。

患者4年前因开会讲话过久，会后饮酒，骤见声音嘶哑，某医院诊为"喉炎"，肌注青霉素，口服六神丸，病情好转。

后因失音频繁发作，4年来累计服六神丸约200支，熊胆少许，失音逐渐加重，1985年初出现足冷背凉，畏寒，夜尿频多，咽干声哑等症状，先后服中药50余剂，多系清热养阴益气之品，无效。

现声音嘶哑，咽干不欲饮，头昏气短，背心受凉音哑即加重，咽部有异物感，夜尿频，量多，背寒足冷，嗜酒。查咽部不红不肿，舌淡，苔白滑，中心厚，脉细缓。

西医诊断：喉炎。

中医诊断：失音。

辨证：阳虚寒凝。

治法：温阳散寒。

处方：麻黄8g，细辛3g，附子8g（先煎），桔梗10g，黄芪20g，赤芍15g，丹参30g，僵蚕15g，肉苁蓉20g，益智仁15g，炙甘草3g。水煎服，每日1剂。

连服6剂，音哑明显好转，咽部异物感消失，足寒背冷除，唯在说话时间较长时，仍声音不扬。继用扶脾固肾法善后，1月后诊，音哑基本痊愈，追访半年未复发。

按：西医之喉炎，不能以中医热证概之，而概用苦寒泻火、清热解毒之品。宜详查病因于外感内伤，病之新久，火之虚实辨证施治，方药对症，才能药到病除。本患者因过用苦寒，克伐正气，资助病邪，损伤中下之阳，致寒结少阴，随经上犯，会厌受病，机窍不利而致音哑，宗《黄帝内经》"益火之源，以消阴翳"，用麻黄细辛附子汤加益气固肾之品，温经通阳，使清阳升，浊阴降，则音哑自愈。

（刘兰华）

刘家顺

简介：男，1945年生，主任中医师。1970年毕业于成都中医药大学，长期从事中医临床工作，具有丰富的临床经验，民族地区中医经典病房的倡导者和践行者。

擅长：中医内、儿科疑难杂症的诊治。

犀角地黄汤加味治疗血管瘤

血管瘤是胚胎期血管发育第一阶段异常导致的先天性血管畸形，瘤体是常见的血管源性良性肿瘤，可发生于全身各部位，种类较多，口腔最容易出现的部位是嘴唇、颊部黏膜、舌和上颚。

舌部血管瘤常位于舌体部。海绵状血管瘤常表现为一个边缘清楚的实性肿块，呈长条形或类圆形，表面光整或呈浅分叶状，而蔓状血管瘤形态常欠规则，呈迂曲蔓状生长。中医辨证论治可收效。

一、典型案例

宋某，女，15岁，1983年5月14日诊。

患者出生后右侧舌尖部有一圆形紫红色小包块，十多年来未有大的变化，平素隐于舌面，无不适；有时突出舌面，少则半日，多则1日即隐。此次因突出舌面2月余不隐，疼痛不适，有碍食纳来诊。诊见右侧舌尖部隆起一圆形直径约1 cm大小之紫红色包块，舌尖红，苔薄白，脉细。据"舌为心之苗"分析断为"心火上炎"。拟芩连导赤散加减治疗，进6剂，未效。

西医诊断：舌先天性血管瘤。

中医诊断：血证。

辨证：热毒之邪郁于心苗之络。

治法：清热、解毒、散瘀。

处方：犀角地黄汤加味。

生地 20 g，牡丹皮 12 g，赤芍 15 g，地骨皮 20 g，槐角 15 g，夏枯草 15 g，玄参 15 g，牡蛎 18 g，浙贝母 15 g，广角（现用水牛角代）1.5 g（研细末冲服）。水煎服，每日 1 剂。

2 剂后包块渐隐，疼痛减轻；再进 2 剂，包块、疼痛消失，患者自感一切复常。追访 1 年半未复发。

二、体会

本例舌血管瘤，证属先天，突出症状是血管瘤处疼痛，舌尖红，脉细，证属血分热毒之邪郁于心苗之络。未见烦热、口渴、小便赤涩、脉数等气分热盛之象，所以用芩连导赤散无效。用犀角地黄汤加味正中病机，以广角、生地、地骨皮、赤芍等凉血清热解毒散瘀；牡丹皮、槐角、夏枯草凉肝；玄参、牡蛎、浙贝母软坚散结。标本兼施，故而获效。吴鞠通云："邪气深伏阴分，混处气血之中，不能纯用养阴，又非壮火，更不得任用苦燥。"此之谓也。

（刘家顺　罗淑琼）

小儿外感热病中的咽喉诊法

小儿辨证，由于生理、病理上的特点，不能"四诊"具备，正如《医宗金鉴》说："儿科自古最为难，毫厘之差千里愆，气血未充难据脉，神识未发不知言。"因此，众多医家，特别是儿科医家都主要通过望诊进行诊断，并对神气、色泽、舌等望诊有较全面系统阐述，但对于望诊中很重要的咽喉诊法论述就显得散在而粗略。

一、小儿咽喉诊法的理论基础

五脏经脉，皆过咽喉。咽喉为诸经行聚之处。《黄帝内经》述，心手少阴之脉，从心系上挟咽；肝足厥阴之脉，入颃颡；脾足太阴之脉，挟咽；肺手太阴之脉，从肺系（即喉咙）；肾足少阴之脉，循喉咙。说明咽喉为五脏经脉分布最集中之地。经脉运行气血，将五脏六腑与五官九窍联为一体。五脏之气血精华必须通过这个冲道要隘方能得以升降流通；从外界摄取的清气、饮食必由此而入，这就确定了咽喉在人体中的特殊地位。咽喉经脉表浅，反应灵敏，它的痒、痛、干、塞等不适，小儿是不能表述或表述不清的，需医生仔细察看，将所得资料进行推断，这就显示出小儿咽喉诊法的特殊性和重要性。

小儿气血未充，易于感邪，外感疾病最多。这是因为其生活不能自理，当护理失误或外界气候变化，六淫之邪就极易从皮毛口鼻而入，致肺气被郁而失宣，咽喉首当其冲，其经脉气血运行受阻，加之外邪的直接作用，咽喉就会显示出不同的病理变化。

小儿元气不足，抗病力差，半岁以后从母体获得的抗病因子逐渐减少，在这种条件下，温热病邪、时疫病气最易从口鼻而入，发生多种温热病，如麻疹、风疹、奶麻、水痘、疫喉痧、顿咳、痄腮、湿温、痿痹、流行性脑脊髓膜炎（简称流脑）、夏季热等。这些疾病在发生、发展过程中，都会在咽喉部显现出不同的变化。

要诊察小儿，在四诊之中，必须抓住重点。儿科诊法的重点是望诊，夏禹铸曰："望闻问切，固医家之不可少一者也……而小儿科则惟以望为主""望从何处……而发见于苗窍颜色之间者，用无不周"。鉴于此，咽喉就成了儿科审察苗窍中极为重要的内容。

二、小儿咽喉诊法的主要内容

小儿咽喉诊法的审察范围，应包括上颚、悬雍垂、咽喉、喉核（扁桃体）。

（一）辨色泽

一般中医书籍都红肿并提，从儿科临床看，上颚、悬雍垂、咽喉红，不一定肿，肿的亦不一定都很红，这与儿科的病种有关。红色由浅至深，表明病邪由浅入深，病势由轻到重，按伤风→风热→肺胃热盛（肺胃热型、肺胃热毒型）的规律发展。嫩红色，一为阴亏，虚火上炎；一为在热病过程中，热邪伤津耗液。紫红色，一为热邪入营；一为热邪夹瘀，要结合全身情况而定。淡黄色，为湿邪为患。黄红色，为湿热病邪所致。一般淡黄色、黄红色多见于上颚，红肿多见于咽喉。色泽变化，多见于上颚、悬雍垂者，病邪浅、病势轻；见于咽喉、喉核者，病邪深、病势重。咽喉部有小㿀（滤状疱疹），小㿀晶莹，为邪热夹湿；小㿀色浊，为夹痰滞。

（二）察红肿

这里指红与肿并见者，如小儿疫喉痧（猩红热）、乳蛾（扁桃体炎）等。红轻而肿重，多属外感；红重肿轻，多属内热伤阴；红肿俱重并有脓性分泌物或溃疡，多为肺胃郁热成毒；微红微肿或红点者，多属受邪轻浅，或者虚火上炎；不红只肿，多为湿毒、痰毒为患。

（三）审分泌物

审分泌物就是看分泌物。咽喉间分泌物清稀多属外感初期，病轻；分泌物黄稠，多属疾病的极期，热邪炽盛。咽深红，喉核红赤肿大，见脓液黄稠，为肺胃热毒；红肿盛，脓液清稀，应考虑有气阴不足。

（四）观伪膜

咽喉间出现白腐，形如白膜，拭之可去而不即复生，局部红肿，多属肺胃实热；局部红肿不明显者，多属虚火；白膜拭之不去，重剥则出血，随即复生的，多是白喉。

综上所述，小儿咽喉诊法在儿科四诊中极其重要。特别是在小儿的外感热病中，作为一位儿科医生，更应重视它，努力在实践中深化它，为提高儿科外感热病的诊疗水平，做一些有益探索。

（刘家顺）

罗伦才

简介：男，1964 年生。主任中药师，副主任中医师，四川省名中医，四川省中医药管理局和凉山州中药学学术和技术带头人，对中药的炮制和制剂有着很高的造诣，致力于中药医院制剂的研究和开发，主编并出版专著《药用植物全生命周期图鉴——凉山本草》。同时，对治疗内、外、妇、儿疑难杂症，有着丰富的经验和独特的学术思想。

擅长：月经不调、卵巢囊肿、子宫肌瘤、更年期综合征、乳腺病、肾结石、肾病、咳嗽、慢性咽炎、失眠、便秘等。

疏风安神法治疗感染后咳嗽

感染后咳嗽，俗称感冒后咳嗽，是指当呼吸道急性期感染症状消失后，咳嗽长期不愈，持续 3 ~ 8 周，胸片检查无异常，并伴有少量白色黏液痰和刺激性咳嗽。

一、病因病机

感染后咳嗽的主要病机为外感风邪、余邪未尽、风邪犯肺、肺失肃降，临床主要症状为阵发性咳嗽，白色黏液痰，咽痒，咳嗽痉挛，每因多语、冷空气、油烟、异味、情绪波动等而加重。上呼吸道感染的患者出现感染后咳嗽症状的为 11% ~ 25%，流行季节出现感染后咳嗽的可为 25% ~ 50%。目前，临床上应用抗生素治疗感染后咳嗽仍相当普遍，但效果不理想。

二、治疗

自拟疏风安神止咳汤：

蝉蜕 10 g，僵蚕 15 g，蜂房 10 g，威灵仙 10 g，白芍 15 g，川芎 10 g，山药 20 g，酸枣仁 15 g，牡蛎 15 g，黄

精 15 g，葛根 15 g，细辛 3 g，甘草 10 g，连翘 10 g，黄芩 15 g。

三、体会

感染后咳嗽的主要病机为外感风邪、余邪未尽、风邪犯肺、肺失肃降，故咳嗽不止，因此选蝉蜕、僵蚕、蜂房、威灵仙、川芎、细辛等疏风止痒镇咳。此类患者每因夜间剧烈咳嗽影响睡眠，而睡眠不足，抗病能力下降，又致咳嗽迁延难愈。故在治疗时于疏风止咳方中加入酸枣仁、牡蛎等安神药物，以改善患者睡眠，睡眠安稳，顽咳顿减。又有风邪为患，每兼寒热，故佐以甘草、黄芩、连翘等，寒温并用而获热清寒除之效。由于咳嗽迁延，正气已伤，驱邪无力，且久咳易伤阴化燥，故治当兼顾护正气、养阴润燥，取山药、黄精、白芍等健脾养阴；葛根生津；白芍、甘草同用，酸甘化阴润肺。诸药同施，疏风散邪、安神镇咳，标本同治。

（罗伦才）

陈国强

简介：男，1965 年生，副主任中医师，凉山州名中医，中医科副主任。毕业于泸州医学院，从事中医临床工作 30 余年，致力于中医优势病种和中医师承教育的研究。对中医皮肤科、内科、妇科、男科疾病的诊治有较高的造诣。凉山州第二人民医院中医师承指导老师，指导中药师承中医人员 3 人。在新冠病毒感染者的救治中，提出了分"四步走"（预防、退热、止咳、康复）的观点，并拟定了相应的治疗方剂。

擅长：皮肤病、外感病、脾胃病、肝胆病、月经不调、痛经、男性不育症、尿路感染、肾炎、水肿、蛋白尿、血尿、泌尿系结石等疾病。

左归丸、右归丸辨证治疗男性不育症经验

男性不育症是指夫妻婚后同居超过 1 年，性生活正常，未避孕，男方不能导致女方怀孕的现象。中医对于本病尚无统一的治疗方案，多采用辨证论治的方法。2015 年谭新华工作室制订了男性不育症中医诊疗方案，分肾阳不足、肾阴亏虚、瘀血阻滞、肝经湿热、痰湿内蕴和气血亏虚六种证型。

陈国强副主任中医师运用左归丸、右归丸辨证治疗男性不育症，可使男性精液的各项指标趋于正常，效果显著。

一、病因病机

（一）肾虚是不育之本

"不育"一词最早见《周易》，渐卦即有"妇孕不育"的记载，并指出"男女媾精，万物化生"。《素问·上古天真论》曰："丈夫八岁，肾气实，发长齿更。二八，肾气盛，天癸至，精气溢泻，阴阳和，故能有子。"《素问·六节藏象论》曰："肾者，主蛰，封藏之本，精之处也。"肾是生殖之本，肾藏精功能失常，生殖能力就会下降。生殖之精由肾中精气所化生，与五脏之精密切相关，肾精、肾阴与精子的数量关系较大，肾气、肾阳与精子的质量关系密切。

《素问·阴阳应象大论》曰："阳化气，阴成形。"人体阴阳只有在保持相对平衡时，精液液化功能才能正常。若阴阳失衡，脏腑功能失调，男性的生殖功能也会随之出现异常。

（二）湿热痰瘀是不育之标

"乙癸同源"，肝藏血，肾藏精，肝血赖于肾精滋养，肝血所化之精填充肾精。脾为后天之本，肾之先天有赖于后天脾胃补养。肝、脾失调也可导致少精、弱精、死精、精液不液化等。《素问·太阴阳明论》曰："伤于湿者，下先受之。"《丹溪心法》曰："百病中多有兼痰者。"《临证指南医案》云："久病必瘀。"故男性不育不仅责之肾、脾、肝的失调，还与湿热、痰、瘀等密切相关，这些病理产物常常阻遏气机，影响阴阳转化，加重病情。

二、治疗

（一）肾阳不足，肾精亏虚

肾阳不足即肾脏阳气虚衰，多因先天不足，或久病伤阳，或饮食生冷等导致。临床表现为婚久不育，性欲低下，阳痿不举，常伴有腰膝酸软，肢冷畏寒，小便清长，阴头寒冷，舌质淡，苔薄白，脉沉细。精液常规检查见精子数少、活动力低、不液化或死精等。陈国强副主任中医师运用右归丸加减治疗精液异常中医辨证属于肾阳不足，肾精亏虚型男性不育症效果显著。

典型案例

李某，男，34岁，2018年2月1日初诊。

婚后5年女方未孕，女方经妇科检查排除生殖障碍，男方精液常规检查：60分钟不液化，精液量2 mL，灰白色，精子活力B级，活动率40%，精子计数43×10^9/L，异常精子25%，白细胞（+）。平素偶有腰痛膝软，大便溏，小便可，舌质淡，苔薄白，脉细。

西医诊断：男性不育症（弱精，精液不液化症）。

中医诊断：不育。

辨证：肾阳不足，肾精亏虚。

治法：温补肾阳。

处方：右归丸加减。

山药30 g，山茱萸15 g，枸杞子15 g，杜仲12 g，菟丝子15 g，肉桂5 g，鹿角霜10 g，黄柏10 g，茯苓12 g，肉苁蓉15 g。水煎服，每日1剂，早中晚3次分服。共7剂。若无不适，守方7剂。

二诊（2018年3月5日）：患者服药14剂无不适，舌淡，苔薄白，脉滑有力，肾脉充。精液常规检查：液化时间30分钟，精液量3 mL，灰白色，精子活力A级，活动率70%，精子计数92×10^9/L，异常精子23%，白细胞（+）。

处方：右归丸加减。

山药30 g，山茱萸15 g，枸杞子15 g，杜仲12 g，菟丝子15 g，肉桂5 g，茯苓12 g，肉苁蓉15 g，干姜6 g，淫羊藿10 g，川牛膝15 g，黄精30 g。

7剂巩固。3月后患者称其配偶怀孕，前来感谢。

按：本患者素体肾阳不足，故弱精，不液化，引起不育。《证治准绳·求子论》："医之上工，因人无子，语男则主于精……男以补肾为要……"给予补肾阳之淫羊藿、肉桂、杜仲、川牛膝、菟丝子、干姜，同时用山茱萸、枸杞子、黄精填精补髓，阴中求阳，提高精子数量和活力。

（二）肾阴不足，肾精亏虚

肾阴不足多是真阴不足，阴虚阳亢，或久病耗伤，或过服温燥劫阴之品所致，临床表现为婚后不育，遗精早泄，或阳强不射精，精液稀少，死精，伴头晕耳鸣，腰膝酸痛，乏力，手足心热，夜寐多梦，舌质红，少苔或无苔，脉细数，治宜滋补肾阴，陈国强副主任中医师运用左归丸加减治疗精液异常中医辨证属于肾阴不足、肾精亏虚型不育症效果显著。

典型案例

王某，男，33 岁，银行职员，2018 年 10 月 31 日初诊。

婚后 5 年未避孕而女方未孕，女方月经尚规律，排卵正常，双侧输卵管通畅。男方精液常规检查：60 分钟不液化，精液量 3 mL，灰白色，精子活力 B 级，活动率 60%，精子计数 50×10^9/L，异常精子 25%，白细胞（+）。现腰酸不适，口干，舌质红有裂纹，苔薄黄，脉左尺正常，右尺弱。

西医诊断：男性不育症（精液不液化症）。

中医诊断：不育。

辨证：肾阴不足，肾精亏虚。

治则：益肾滋阴、填精补髓。

处方：左归丸加减。

枸杞子 15 g，菟丝子 15 g，黄柏 10 g，山茱萸 15 g，鹿角霜 10 g，杜仲 15 g，山药 30 g，茯苓 12 g，肉苁蓉 15 g，巴戟天 15 g，黄精 30 g，川牛膝 15 g。水煎服，每日 1 剂，早中晚 3 次分服，共 7 剂。嘱患者若无不适，守方 7 剂。

二诊（2018 年 12 月 28 日）：服前方后无不适，守方 7 剂，症状明显改善，舌淡，苔薄白，脉滑有力，肾脉充。再服前方 7 剂，水煎服，2019 年 3 月患者告知配偶怀孕。

按：本患者素阴虚日久，相火妄动，予左归丸加味，益肾滋阴，填精补髓，山药、茯苓健脾补后天并泄浊，巴戟天、鹿角霜等温肾壮阳，鼓舞肾气以强精，经过中药调理，配偶妊娠。

三、体会

导致男性不育的因素众多，不良的生活习惯、不断恶化的自然环境等因素均会使男性的精子质量和数量下降，并引起内分泌失调、睾丸异常、免疫失调以及附性腺炎症等，从而导致男性不育症的发生。男性不育症患者精液质量大多存在异常，其中精子浓度、正常形态精子与精子活动率降低、不液化等都是导致男性不育的主要原因。

右归丸是补肾阳代表方剂，熟地、山茱萸、枸杞子、当归养阴血、补肾精；杜仲、肉桂、菟丝子、附子、鹿角胶温补肾阳，用于先天不足或后天失养所致的肾阳不足、命门火衰、肾精亏虚之证。现代研究表明，右归丸可通过调节机体下丘脑—垂体—性腺轴中钙调蛋白基因表达，改善阳虚大鼠激素水平，逆转肾阳虚状态。

左归丸是补肾阴代表方剂，由熟地、山药、枸杞子、山茱萸、牛膝、菟丝子、鹿角胶、龟甲胶组成，熟地为君，鹿角胶、龟甲胶为臣，牛膝、山药、菟丝子、山茱萸、枸杞子为佐，共奏益肾滋阴，填精补髓之功。现代研究表明，左归丸可以显著增加精液量，提高精子的密度、数量和活力，并可以显著提高男性不育症患者的睾酮和促黄体生成素水平。

男性不育病机以肾虚为本，湿热痰瘀为标。湿热痰瘀不清，则补肾难以奏效且有助邪之弊，故临床常用利水渗湿之

茯苓，化痰浊清相火之黄柏，正本清源。"肾为先天之本，脾为后天之本"，临床也应先天后天并重，山药一味健脾助运，临床用于治疗弱精子症疗效显著。

参考文献：略。

（周杨晶 陈国强）

张绍峰

简介：女，生于 1962 年，毕业于成都中医药大学，副主任中医师，多次于成都中医药大学进修，学习国医大师刘敏如妇科疾病诊治经验，善用经方治疗内、妇、儿疑难杂症，每用常方治大病，也有重剂起沉疴，有着丰富的经验和独特的学术思想。

擅长：月经不调、卵巢囊肿、子宫肌瘤、更年期综合征、乳腺病、各种结石、慢性肾衰竭、咳嗽、慢性阻塞性肺疾病、肺炎、痛风、肝炎、肠炎、系统性红斑狼疮、高血压、糖尿病、甲状腺功能亢进（简称甲亢）、失眠、胃炎、癌症（肺癌、胃癌、乳腺癌、甲状腺癌）、小儿发热、腹泻等。

小青龙汤用药心法

小青龙汤出自《伤寒论》第40条："伤寒表不解，心下有水气，干呕发热而咳，或渴，或利，或噎，或小便不利，少腹满，或喘者，小青龙汤主之。"

组成：麻黄9g，桂枝9g，细辛9g，干姜9g，甘草9g，芍药9g，五味子9g，半夏9g。

用法：上8味，以水2.0L，先煮麻黄，减0.4L，去上沫，内诸药，煮取0.6L，去滓，温服0.2L。服后以口中微干为度。

功效：解表散寒、温肺化饮。

主治："伤寒表不解，心下有水气"之太阳伤寒兼水饮内停之证。《金匮要略》曰："病溢饮者，当发其汗，大青龙汤主之；小青龙汤亦主之""咳逆倚息不得卧，小青龙汤主之""妇人吐涎沫，医反下之，心下即痞，当先治其吐涎沫，小青龙汤主之"。

《太平圣惠方》云："治伤寒四日，因下后大渴，服冷药过多，喘急者，阴盛故也。宜服小青龙汤方。"《世医得效方》曰："小青龙汤治表有寒邪，喘，水饮，咳嗽急，不得睡卧。"《医宗必读》曰："太阳汗后饮多，水停而喘，小青龙汤去麻黄，加杏仁。"《温病条辨》云："秋湿内伏，冬寒外加，脉紧无汗，恶寒身痛，喘咳稀痰，胸满，舌白滑，恶水不欲饮，甚则倚息不得卧，腹中微胀，小青龙汤主之。"
《张氏医通》云："哮证多属寒包热邪，所以遇寒即发，
喉中水鸡声，有积痰在肺络中，必用吐法以提散之，不可纯
用寒凉，常须兼带辛散，小青龙汤探吐最妙，年高气弱人忌
吐。"《症因脉治》曰："肺胀之症，喘不得卧，短息倚肩，
抬身撷肚……肺受寒邪，小青龙加石膏。"《外科正宗》言：
"肺痈外寒伤内，又劳力内伤，迎风响叫，外寒侵入，未经
解散致生肺痈者，初起脉浮微数，胸热气粗，寒热往来，咳
嗽生痰者，当以小青龙汤主之，麦冬清肺饮调之。"

辨证要点：小青龙汤治病，总不外抓住"外寒"与"内
饮"两个基本病机。抓住恶寒、水滑苔、分泌物清稀等主症。
非独外感，杂病用之亦多。

典型案例

王某。平素体虚常感冒，时时咳喘10余年，往年冬发较
甚，而去年四季皆甚。观值盛夏，尚穿棉衣，痰多色白，喘
不能卧，动则加重，舌淡，苔薄白，脉弦紧。

此外感风寒，水饮内停，肺气失宣，加之体虚常感冒，
用小青龙汤减去"芍药、五味子"服后，咳嗽稍减，余证仍
在，详辨后再投以上方，但"芍药、五味子"未去，并加黄
芪30g以扶正祛邪，咳喘大减，已弃棉衣，又服3剂巩固。
患者初病在肺，久必及肾，再配以补肾药加人参、蛤蚧常服，
以图治根。

按：《伤寒论》第40条"伤寒表不解，心下有水气，干
呕发热而咳……小青龙汤主之"。初学者凡外感风寒，水饮
内停者用本方时皆减去芍药、五味子，因惧芍药、五味子味

酸性寒收敛，恐敛其邪，尤其对体虚者，尤畏助邪入里，变生逆证。然小青龙汤其方义中心还在"芍药、五味子"之属。芍药敛麻桂姜之辛燥，防其燥伤阴液，并与桂相配调和营卫，非有敛邪入里之害。五味子抑麻姜之辛燥，辛发太过，为散中有收，同时配以半夏助肺肃降，使肺的气机升降得以正常，深究仲景立法组方之义，对证用之则效。

（张绍峰）

加味芍药甘草汤治消化性溃疡

消化性溃疡是指胃肠黏膜发生的炎性缺损，常与胃酸和胃液的消化作用有关，常发生于胃、十二指肠等部位。西医治疗以保护胃黏膜、抗菌、抑酸为主。

一、病因病机

消化性溃疡属中医学中"胃脘痛""痞满""嘈杂"等范畴。《素问·六元正纪大论》载："木郁之发……故民病胃脘当心而痛……"《伤寒论》曰："但满而不痛者，此为痞。"《临证指南医案》指出："嘈有虚实真伪，其病总在于胃……心嘈者，误也。心但有烦而无嘈，胃但有嘈而无烦。"《素问·痹论》言："饮食自倍，肠胃乃伤。"《三因极一病证方论·九痛叙论》曰："若五脏内动，汩以七情，则其气痞结聚于中脘，气与血搏，发为疼痛。"《沈氏尊生书》谓："胃痛，邪干胃脘病也……唯肝气相乘为尤甚，以木性暴，且正克也。"《东垣试效方》云："夫心胃痛及腹中诸痛……寒邪乘虚而入客之，故卒然而作大痛。"气郁不舒、饮食不节、寒热失调，导致脾胃运化失常，以致该病发生。

二、治疗

方用加味芍药甘草汤。

芍药 20 g，甘草 30 g，香附 15 g。虚者加党参、白术或黄芪；寒者加高良姜、肉桂或附子；热者加黄芩、黄连或黄柏；实者加大黄（炒焦）、枳实；吐酸加吴茱萸、黄连；调气加木香、砂仁或沉香；和血加当归或丹参；痛甚加延胡索；吐甚加法半夏或竹茹；便燥加郁李仁或火麻仁；便泻加黄连或茯苓；出血加藕节、乌贼骨或三七。水煎服，每日 1 剂，每日 3 次，20 剂为 1 个疗程。连续治疗 2 或 3 个疗程。

三、典型案例

吕某，女，38 岁，2002 年 5 月 10 日就诊。

因 20 余年间断性胃脘痛牵及两肋，以饥饿时疼痛为主，伴嗳气、矢气、纳差、大便燥结，无反酸、呕吐、黑便史。每遇情绪波动即发病，这次因夫妻拌嘴，发病已历 3 月余，经口服西药无效。

胃镜检查诊断为"十二指肠球部溃疡"。

检查：慢性病容，苔薄白，脉弦。

西医诊断：消化性溃疡。

中医诊断：胃脘痛。

辨证：肝胃气痛。

治法：调肝胃、缓急止痛。

处方：加味芍药甘草汤。

用加味芍药甘草汤 3 剂后，痛减、精神爽，但仍感胃脘两肋满而不舒，牵及后背，守方加北柴胡 15 g，郁金 15 g，沉香 6 g，佛手 10 g，继服 3 剂。药后脘满稍减，嗳气少，疼痛消失，纳好转，面色较前为华，脉缓和。

于前方再加砂仁 6 g，服 3 剂。药后腹满明显减轻，嗳气已不明显，仍继给加味芍药甘草汤 20 剂后，诸证皆消，纳佳，二便调，苔退，脉缓和。

2 月后复查胃镜，十二指肠球部溃疡愈合，已恢复正常工作。

四、体会

根据多年临床所见，溃疡病以肝胃气痛者居多，虚寒胃痛者次之，其他情况较为少见。主要以痛、胀、闷、滞（气滞或食滞）为特征。根据《黄帝内经》"肝苦急，急食甘以缓之"和《伤寒论》芍药甘草汤治腹部疼痛，及《本草从新》甘草"疗诸痈肿疮疡"等的记载，结合临床辨证用加味芍药甘草汤治疗消化性溃疡获得较理想的疗效。方中芍药味苦酸，微寒，性平无毒，可泻肝火，安脾和血，缓中止痛；甘草味甘，性平无毒，生肌止痛，疗诸痈疮疡，通行十二经；故芍药甘草汤可酸以收之，甘之缓之，柔肝理脾，缓急止痛；加以香附辛微苦平，入肝、三焦二经，有理气解郁、调经止痛之功用，乃血中气药，共达辛通和营，治胃脘久痛不愈。但也应加注意，加味芍药甘草汤治疗溃疡病，不是每个患者都有效。据作者多年来的临床体会，该方针对肝胃气痛疗效最满意（多见于十二指肠球部溃疡），至于虚寒、痰滞、食积或胃络瘀阻等证，虽然西医诊断为消化性溃疡，但在治疗上，必须结合中医辨证加减用药才有效。

（张绍峰）

周文瑞

　　简介：男，1967 年生，中西医结合主任医师，凉山州皮肤病学学术和技术带头人，中西医结合治疗皮肤病的集大成者，日门诊量逾百，有着丰富的经验和独特的学术思想。

　　擅长：痤疮、荨麻疹、过敏性紫癜、过敏性皮炎、湿疹、疣、银屑病、斑秃、玫瑰糠疹、白癜风、带状疱疹、皮肤瘙痒、手足癣等。

凉血五根汤加减联合西药治疗血热妄行型过敏性紫癜

过敏性紫癜是一种系统性小血管炎，以血液溢于皮肤、黏膜之下出现瘀点、瘀斑，压之不退色为临床特征，主要侵犯皮肤、胃肠道、关节及肾脏。

一、病因病机

过敏性紫癜的病因目前尚不明确，可能与感染、遗传、食物、药物、蚊虫叮咬、肠道微生态失衡等多种因素相关。此外，特应性皮炎与过敏性紫癜发生也有一定关系。属中医"紫斑""葡萄疫""肌衄""水肿""紫癜风"等范畴。《外科正宗》载："葡萄疫，其患多生小儿，感受四时不正之气，郁于皮肤不散，结成大小青紫斑点，色若葡萄，发在遍体头面。"

二、治疗

西医治疗以抗感染和免疫调节为主，但单纯西医治疗易反复发作且不良反应较多。

中医治疗过敏性紫癜常分急性期和恢复期分型诊治，急性期以实证为主，恢复期以虚实夹杂为主，辨证治疗。叶天士言："入血就恐耗血动血，直须凉血散血。"本病以血热妄行型较为常见，治当凉血止血。

血热妄行型以起病急，病程短，皮肤出现大量瘀点、瘀斑，颜色鲜红，双下肢多见，或伴鼻衄、齿衄、尿血、便血，颜色鲜红或紫红，同时见口渴、心烦、便秘，或有发热，或伴腹痛，舌红，舌苔黄，脉数有力等为特征。用凉血五根汤加减结合西医治疗有显著效果。

凉血五根汤加减：

白茅根 30 g，紫草根 15 g，茜草根 15 g，生地 30 g，地榆 15 g，槐花 15 g。

关节型加秦艽、独活、木瓜；腹型加白芍、延胡索、甘草；肾型加大蓟、小蓟、仙鹤草、阿胶；气虚型加黄芪、白术、白扁豆、薏苡仁。

变态反应严重加复方甘草酸苷；腹痛重加阿托品；关节肿痛加酮基布洛芬（优布芬）；呕血、便血加西咪替丁。

（周文瑞）

内外同治治疗玫瑰糠疹

玫瑰糠疹是一种色如玫瑰，表面覆盖糠秕鳞屑的常见自限性炎症性皮肤病。皮损呈向心性分布，好发于躯干及四肢近端，有不同程度的瘙痒。

一、病因病机

现代医学多认为发病与感染、过敏、遗传因素以及免疫因素等有关。中医称玫瑰糠疹为"风热疮""血疳疮""风癣""母子疮"等。《洞天奥旨》云："风热疮，多生于四肢、胸胁。初起如疙瘩，痒而难忍，爬之少快，多爬久搔，未有不成疮者。甚则鲜血淋漓，似疥非疥。"《医宗金鉴》曰："此证由风热闭塞腠理而成，形如紫疥，痛痒时作，血燥多热。"陆子贤《六因条辨》曰："斑为阳明热毒，疹为太阴风热。"阳明热盛，迫血外滋而成斑，邪重于血分；太阴气分邪热波及营分而发于血络而成疹，邪生于气分。

二、治疗

治疗以疏风散邪、凉血消斑为主，用凉血五花汤加减：

金银花 10 g，荆芥 10 g，红花 8 g，大青叶 15 g，玫瑰花 12 g，黄连 6 g，黄芩 10 g，防风 10 g，白茅根 12 g，紫草 10 g，槐米 15 g，牡丹皮 10 g，野菊花 10 g。

外用当归生肌油：当归、紫草、忍冬藤、白及、马勃等适量。浸入上好芝麻油中 1～2 周并每日搅拌 1 次。其后用文火徐徐轻熬约半小时。待油凉后滤出药渣，置于瓶内备用。

（周文瑞）

蔡 勇

简介：男，1964 年生，主治中医师。长期从事中医及中西医结合康复工作，积累了丰富的临床经验。

擅长：颈椎病、肩周炎、腰椎间盘突出症、膝关节置换术后、风湿、类风湿、骨关节炎、痛风、肢体骨折、面瘫、鞘腱炎等疾病。

综合性疗法治疗神经根型颈椎病

神经根型颈椎病是指颈椎间盘退变突出，颈椎增生或失稳，或椎管内黄韧带增厚压迫神经根，导致神经炎症性反应而出现以肩背痛、上肢放射痛、麻木为主要症状的疾病。

一、病因病机

神经根型颈椎病属于中医学"痹证"范畴。

中医学将神经根型颈椎病分为痹阻型、气滞血瘀型和肝肾亏虚型三类。痹阻型见于神经根型颈椎病初期，气滞血瘀型见于神经根型颈椎病中期，多伴有风寒湿等外邪侵袭，肝肾亏虚型多见于神经根型颈椎病后期。

二、治疗

依据华佗夹脊穴的定位及功能原理，选择有通络止痛和行气活血作用的穴位，并结合颈椎影像学的定位，对颈椎进行牵引。通过调整和改善颈椎周围软组织与颈椎关节之间关系，使肌肉痉挛得到缓解，组织水肿得到减轻，使椎间孔扩大，颈椎间隙增宽，对神经根的刺激及压迫程度减轻，从而让疼痛症状得到有效地缓解。再做好颈部保护措施并配合颈、肩部的运动锻炼，让疗效提高，复发率降低。

（一）穴位电针针灸治疗

电针经常规消毒后，对曲池、天宗、病变节段颈夹脊、风池等穴位进行电针刺激，分成两组，颈夹脊和风池为一组，曲池和天宗为一组，调到疏密波段，频率为 20 次 / 分钟，电流强度大小以患者能承受为宜，留针治疗半小时。按此方法每日治疗 1 次，5 天为 1 个疗程，治疗完 1 个疗程间隔 3 天，连续治疗 3 个疗程。

（二）对颈椎进行牵引治疗

患者坐在凳子上，身体保持平稳，对其进行牵引，牵引角度为前倾 10° ~ 20° 为宜，重量为 6 ~ 12 kg，连续治疗 10 ~ 30 分钟。

（三）颈肩部锻炼

利用颈肩部肌肉的抗阻收缩及肌肉的紧张方法使颈肩部肌力增强。具体方法如下：

1. 抗阻后伸直法

双手呈交叉伏后紧贴住枕部，头向后双手向前用力对抗。

2. 夹脊牵颈法

抬头挺胸，两手臂夹紧向后伸展，两肩胛骨尽量向脊柱方向靠拢。

3. 仰视顶天法

抬头挺胸，两臂向上举起，双手面向头顶天空方向。

以上三种锻炼方法每个动作最少坚持 10 秒钟，每组重复 10 次，每日坚持进行锻炼 3 ~ 5 组，锻炼时自然呼吸，练到颈肩背部感到舒适，发热为宜。

（四）颈部保护措施

对睡眠状态进行调整和改善，选择稍硬的席梦思或者木板床，利于脊柱平衡。枕头高低的原则为仰睡时以患者本人一拳高，侧躺时以患者单肩宽度为宜，并且枕头一定要在颈和肩的中间。平时纠正和避免不良习惯，不要半卧或者平躺在床上压着脖子看书或看电视。长时间伏案工作的人，颈部和肩部肌肉锻炼每小时至少锻炼 1 次。

　以上锻炼及保护措施每日进行，坚持半年。

（蔡勇　李永昭　赵万恒）

综合性疗法治疗肩周炎

肩周炎即肩关节周围炎，是肩关节周围肌肉、肌腱、滑液囊及关节囊等关节周围软组织的一种慢性损伤性炎症，以肩部疼痛、功能活动受限为特征，又称"肩凝症""冻结肩""五十肩"等。多发于50岁以上人群，多见于体力劳动者，其中女性略高于男性，是较为常见的中老年疾病。

由于肩关节的稳定性是靠周围的骨骼、肌肉、肌腱和韧带的力量维持。随着肩关节在生活中频繁使用，肩关节逐渐出现了退行性病变，关节原有的力学平衡被打破，周围软组织出现慢性劳损，进而形成肩关节周围组织炎症。近年来，肩周炎也多见于常年在办公室工作的上班一族或是过度户外锻炼的人群。

一、病因病机

肩周炎属中医学"痹证"范畴。本病主要是由体虚、劳损、风寒侵袭肩部，使肩部感受风寒，痹阻气血；或劳作过度、外伤损及筋脉，气滞血瘀；或年老气血不足，筋骨失养，使肩部脉络气血不利，不通则痛。病情发展到后期，肩关节活动受限，严重者肩臂局部肌肉萎缩，甚至生活不能自理。

二、治疗

　　肩周炎的治疗是一个系统、长期的过程，传统中医治疗以活血化瘀行痹、舒筋活络、温化寒湿为主要治法，达到止痛的目的，其中包括针灸、推拿、中药外用等多种中医特色技术。

　　临床采用中药外敷内服、手法治疗、局部封闭治疗、西药塞来昔布配合功能锻炼为一体的综合性疗法可以取得较为满意的临床疗效。

（蔡勇　李永昭　赵万恒）

李永昭

简介：男，1957年生，中医副主任医师，毕业于成都中医药大学中医系。

擅长：中医骨伤康复治疗。

自拟骨痹洗方熏蒸治疗膝关节骨关节炎

膝关节骨关节炎是指膝关节软骨出现退行性改变，并伴有软骨下骨质增生，从而使关节逐渐被破坏及产生畸形，影响膝关节功能的一种退行性疾病。疾病的整个过程不仅影响到膝关节软骨，还包括软骨下骨、韧带、关节囊、滑膜及关节周围肌肉。

膝关节骨关节炎早期表现为膝关节软骨生化代谢的异常和结构上的损害，进而发生退行性改变，产生关节软骨纤维化、皲裂、溃疡、脱失及整个关节面的缺损，导致关节疼痛和功能丧失。

西医学把膝关节骨关节炎分为继发性和原发性两种。所谓继发性是指该病继发于关节的先天或后天畸形及关节损伤；而原发性则多见于老人，发病原因多为遗传和体质虚弱等。

一、病因病机

膝关节骨关节炎属中医学"痹证"范畴。又称为"鹤膝风""历节病""痛痹""着痹""瘀血痹"等。《素问·痹论》说："风寒湿三气杂至，合而为痹。"《景岳全书》曰："盖痹者，闭也。以血气为邪所闭，不得通行而病也。"

本病多因卫气不固，腠理空疏，又因劳累之后汗出当风，涉水冒寒，坐卧湿地。内因肝肾不足，脾气虚弱以致筋骨失养，风寒湿邪乘虚侵入，发为风寒湿痹，以肢体、关节等疼痛、麻木、重着及屈伸不利为主症。

二、治疗

现代医学治疗膝关节骨关节炎多采用解热镇痛抗炎药、皮质类固醇类药物、骨吸收抑制剂、抗氧化剂以及治疗骨性关节炎的特异性药物，如硫酸（盐酸）氨基葡萄糖、硫酸软骨素和透明质酸钠等。严重的给予手术治疗。

中药熏蒸疗法早在《黄帝内经》中即有记载："其有邪者，渍形以为汗……"中药熏蒸使局部皮肤充血、微汗，改善局部血液循环，使局部炎性物质通过毛细血管吸收、消散，同时药物汽化为药物蒸汽分子，通过皮肤直达病所，发挥治疗作用，易将体内的寒湿之邪通过皮毛腠理，以汗液的形式逼迫于体外。现代医学研究认为中药熏洗方法能刺激皮肤的神经末梢感受器，通过神经系统形成新的反射，达到治疗疾病的目的。

自拟骨痹洗方：

制川乌 10 g，制草乌 10 g，桂枝 15 g，艾叶 20 g，苕叶细辛 10 g，伸筋草 20 g，舒筋草 20 g，续断 15 g，川芎 15 g，当归 15 g，千年健 15 g，海桐皮 15 g，寻骨风 20 g，路路通 15 g。

以上药物加水适量，先浸泡半小时，文火煎熬 1 小时后，去渣取汁，用药汁反复熏洗患处，以水温不烫伤皮肤为度。每日熏洗 2 次，每次 20 ~ 30 分钟，1 剂药可反复使用 3 天，12 天为 1 个疗程，可用 3 ~ 5 个疗程。

三、体会

自拟骨痹洗方以制草乌、制川乌温阳散寒、通络止痛为君，以川芎、当归活血化瘀，再辅以艾叶、桂枝、荙叶细辛、伸筋草、舒筋草、千年健、海桐皮、续断、寻骨风、路路通等一系列除湿通痹之品，以达到温通经络、祛瘀散寒、伸筋壮骨之效。

（李永昭）

自拟二乌二筋汤外用熏洗治疗跟痛症

跟痛症是由多种慢性疾患所致足跟部疼痛症候群，发病率较高，好发生于中老年人，以 50 ～ 60 岁居多，尤其是肥胖者，男性发生率较高，男女比约 2 ∶ 1。常见的有跟骨骨髓炎、类风湿病的跟骨炎、跟骨骨刺、跟骨结节滑囊炎等，但最常见的是跟骨骨刺、跟骨结节滑囊炎。

一、病因病机

中医将跟痛症称为"脚跟颓"。《诸病源候论》曰："脚跟颓者，脚跟忽痛，不得着地，世呼为脚跟颓。"肾主骨、肝主筋、脾主肌肉，跟痛症与上述三脏关系密切。《诸病源候论》曰："夫劳伤之人，肾气虚损。而肾主腰脚。"《灵枢·经脉》曰："肾足少阴之脉，起于小指之下，邪走足心，出于然谷之下，循内踝之后，别入跟中……"说明跟痛症与肾的关系最为密切。

二、治疗

临床治疗跟痛症方法多样，常采用保守方法，如肢体锻炼、体外震波治疗、口服消炎镇痛药物、注射疗法、局部封闭、激光疗法、针灸等；也可使用手术治疗，如小针刀松解术、跟骨减压术、跖腱膜部分切除术、射频消融术、内镜下微创手术等。

根据中医"通者不痛，痛者不通"的原理，自拟二乌二筋汤外用熏洗治疗疗效佳。

自拟二乌二筋汤方：

制草乌 10 g，制川乌 10 g，伸筋草 30 g，舒筋草 30 g，制南星 10 g，肉桂 6 g，川牛膝 12 g，续断 15 g，松节 18 g，细辛 10 g，防风 10 g，川芎 10 g，当归 10 g，海桐皮 15 g。

三、典型案例

案例一

郭某，男，65岁。

双足跟痛月余，以晨起为重，行走时疼痛加剧。经摄片，见足跟部骨刺形成，给予二乌二筋汤 2 剂外用熏洗，1 周后复诊，疼痛减轻，行走时已不甚疼痛，继续再用 2 剂治疗，病愈如初，观察 2 年，未见复发。

案例二

郝某，男，57岁。

右足后跟痛 1 年，不能穿平底鞋，行走困难，曾内服中西药未见明显疗效。经摄片，见右跟骨骨质增生，给予二乌二筋汤 2 剂熏洗，5 天后复诊，行走时仍有轻度疼痛，继续用二乌二筋汤加荆芥 15 g，川椒 10 g 4 剂，2 日 1 剂，并嘱患者穿软底带跟鞋，半月后随访时患者已能正常行走。

四、体会

二乌二筋汤具有温经通络、强筋壮骨、祛风除温、活血化瘀的功效，临床上除治疗跟痛症外，还可用于风湿痛，慢性损伤，骨折脱位后期疼痛，关节活动不利索以及增生性关节炎等。

（李永昭）

金黄散外敷治疗各种阳证疮疡

金黄散源自明代陈实功《外科正宗》："凡外科一切诸般顽恶肿毒，随手用之，无不应效，诚为疮家之良便方也。"

组成：天花粉、大黄、黄柏、姜黄、白芷、天南星、苍术、厚朴、陈皮、甘草。

功效：天花粉清热泻火、消肿排脓、生肌长肉；黄柏清热燥湿、泻火解毒；大黄泻火解毒、破积消滞、行血祛瘀；姜黄辛能散，温能通；白芷活血排脓、生肌止痒；厚朴、陈皮、苍术燥湿健脾、理气化痰；天南星化痰散结；甘草清热解毒、调和诸药。全方共奏清热解毒、除湿化痰、活血散瘀、消肿止痛之功。

主治：对于进行性炎症、损伤以及慢性迁延性炎症均有较好的疗效。临床加入芙蓉花叶、紫花地丁、白及等药，广泛用于软组织损伤及骨折、脱位早期，局部红肿、疼痛等症，同时对乳腺炎、静脉炎、腮腺炎、痛风性关节炎、甲状腺炎、皮肤疖疮以及风湿热所致的关节红肿疼痛等都具有很好的疗效。

典型案例

案例一
余某，女，37 岁，1991 年 4 月 17 日初诊。

患者于 1 周前感左耳下疼痛，肿胀，张口困难，第二天右耳下方也有同样感觉，诊为"腮腺炎"，肌内注射病毒唑、板蓝根并口服消炎止痛药 3 天，效果不明显，后改服中药，亦无明显好转，经人介绍来诊。

查体见患者两耳下肿胀，皮温高，压痛明显，舌质红，苔薄黄，脉细数。诊为"痄腮"。给予金黄散外敷，1 天后复诊，局部肿胀明显减退，继续外敷 2 次后，肿胀全消，疼痛不存，病愈如初。

案例二

某女，5 月婴儿。

患儿于一个月前头皮长满针头大小水疱，遍及整个头皮及颈部，头皮呈红色，疹子凸起流黄水，有大量脓痂，曾在某医院肌内注射青霉素 1 周，并用药物外搽（药名不详），效果不佳，前来就诊。诊为头皮疥疮。给予金黄散 50 g，嘱其带回外敷，后该患儿母亲来就诊时述，患儿外用金黄散 1 周后，水疱全部消失。

案例三

徐某，男，干部，1989 年 5 月 9 日初诊。

患者曾有痛风史，3 天前饮酒后突感右足第一跖趾处肿胀、疼痛，足不能着地。在某医院诊断为"痛风"，并给予吲哚美辛、别嘌醇等药口服治疗，未见明显好转，故来就诊。

查体见右足不能着地，第一跖趾关节肿胀。诊为痹证。给予金黄散外敷，第二天即能自行走来就诊，述当夜疼痛明显减轻，红肿已不甚，再次给予金黄散局部外敷，第三天肿胀疼痛消失，行走如常。

案例四

邓某，男，43 岁，1991 年 12 月 23 日初诊。

右颈部疼痛肿胀 2 月，患者于 2 个月前患"重感冒"，后即感颈部疼痛，吞咽困难，不思饮食，睡眠差，曾在某医院治疗 1 月，后转来凉山州第二人民医院治疗。在内科诊断为"甲状腺炎"，给予抗菌、支持治疗半月，颈部包块一直不消，不能吃干饭，后给予患处外敷金黄散 2 次后，肿胀消退，但仍有轻度疼痛，继续外敷 2 次，并给予清热解毒养阴中药善后。

按：金黄散为古方，加入芙蓉花叶、紫花地丁、白及等后，加强了消肿镇痛、清热解毒之功，白及可作赋形剂使用。金黄散外敷治疗腮腺炎（痄腮）、头皮疖疮、痛风（痹证）、甲状腺炎等病均有较好的疗效。故临床上但凡遇到有局部红、肿、热、痛的患者，无论是细菌感染，还是病毒感染，或是损伤及其他原因所引起的，均可用金黄散外敷，皮肤有破溃的，亦可用蜂蜜或凡士林调敷，均能取得较佳的疗效。

（李永昭）

张畅蓉

简介：女，秉承家学，跟随父亲张继铭主任（凉山州第二人民医院第一代名医、医院中医药事业的开拓者）侍医，尽得家传，具有丰富的临床经验。

擅长：内科、妇、儿科常见疾病的诊治。

攻补兼施治老年性痹证

痹证是由风、寒、湿、热等外邪侵袭机体，痹阻气血经络，引起筋骨、关节、肌肉等处疼痛、重着、麻木、酸楚、屈伸不利、肿大变形等的一类病证。现代风湿热、风湿性关节炎、类风湿关节炎、痛风、坐骨神经痛、肌肉劳损等均属于"痹证"范畴。

一、病因病机

《素问·痹论》曰："风寒湿三气杂至，合而为痹也。"然《灵枢·阴阳二十五人》云："血气皆少则无髯，感于寒湿则善痹，骨痛爪枯也。"《灵枢·百病始生》曰："风雨寒热，不得虚，邪不能独伤人。"《灵枢·本脏》云："经脉者，所以行血气而营阴阳，濡筋骨，利关节者也。"《太平圣惠方》曰："由血气虚受于风湿，而成此病也。"《金匮要略》谓："少阴脉浮而弱，弱则血不足，浮则为风，风血相搏，即疼痛如掣。"故痹证多因气血不足，风、寒、湿、热等邪入络而致反复发作，以正虚为主。治疗上，在祛风散寒，健脾利湿，温通经脉的同时，加以养肝肾气血的药物，攻补兼施疗效甚佳。

二、典型案例

案例一

某男，78岁，退休工人。

患者左侧大腿疼痛数十年，手杖从不离手，行动困难，生活起居不方便。经西药治疗效果不佳，故来中医科就诊。

检查：入院时左侧大腿疼痛，屈伸不利，腰痛，解大便困难，左侧肌肤麻木不仁，喜温，舌质淡，苔白腻，脉濡缓。

西医诊断：风湿。

中医诊断：痹证（着痹）。

辨证：风寒湿痹。

治法：除湿通络、祛风散寒。

处方：附子20g（先煎），独活15g，桑寄生15g，防风12g，细辛18g，牛膝18g，地龙15g，秦艽12g，杜仲20g，蜈蚣2条，桂枝15g，干姜6g。水煎服，每日1剂。

同时配合针灸理疗，病情缓解后，再适当加以补益气血之品。经治疗后，丢掉手杖，生活起居方便自如，疼痛消失出院。

案例二

某女，61岁，农民。

因全身疼痛，以双上肢为重，行走困难，来凉山州第二人民医院就诊，收入中医科。详问病史，为当年生小孩在月子中使用冷水而留下的病根，以致每年入冬便发作，随着年龄增加，病情逐年加重。

查体：全身不红不肿，行走困难，皆由人背扶，双手不能屈伸，遇寒更甚。

实验室检查：红细胞沉降率、抗链球菌溶血素O试验均属正常。

西医诊断：风湿。

中医诊断：痹证（痛痹）。

辨证：风寒湿痹。

治法：温经散寒、祛风除湿。

处方：制川乌 9 g（先煎），黄芪 30 g，白芍 20 g，麻黄 10 g，桂枝 9 g，蜈蚣 2 条，地龙 15 g，全蝎 6 g，羌活 12 g，红花 9 g，川牛膝 10 g，乳香 15 g。水煎服，每日 1 剂。

三、体会

老年性痹证，多有本虚标实的病理特点，正虚为本，邪实为标。故案例一以独活寄生汤治标，待病势稍减，即宜考虑扶正益气，或养血，或健脾等，皆宜辨其人之不足以治，而不可执死方治活病，同时还必须察阴阳，别部位，随证加减，方能药证合拍，取得良效，又贵在守方，切不可操之过急，朝夕更改，影响疗效。案例二由于痹证日久，故在乌头汤方中加活血之品与虫类药物，增强活血和通络的作用。由于制川乌有毒，但止痛效佳，开始量不宜过大，故从 9 g 逐渐加量，在疼痛缓解之后，再入补益肝肾、气血之品，终能获效。

（张畅蓉）

天麻钩藤饮加减治疗头痛

头痛是临床常见的疾病，随着现代生活节奏的加快，头痛患者越来越多，运用有效的药物治疗头痛需求迫切。头痛病名首载于马王堆出土医书《阴阳十一脉灸经》。《黄帝内经》中记载与头痛相关的病名有"头痛""首风""脑风""头项痛""厥头痛""真头痛"等，其不同病名所代表头痛的病因病机及伴随症状亦有不同。

一、病因病机

《古今医统大全》曰："头痛自内而致者，气血痰饮、五脏气郁之病，东垣论气虚、血虚、痰厥头痛之类也；自外而致者，风寒暑湿之病，仲景伤寒、东垣六经之类是也。"头为"诸阳之会""清阳之府""髓海"，位居人体最高位，是五脏六腑之气血上注之所，若外邪侵袭或者内伤久病，使清窍失养，均可导致头痛，故头痛分为外感和内伤两大类。

二、典型案例

江某，女，32岁，工人，1978年9月6日初诊。

几天前与人争吵后，出现头痛，当时并未在意，其后逐渐加重，自服西药"头痛粉"，当时有所减轻，过后仍头痛，故前来就诊。自诉头痛而眩，心烦易怒，口苦。面红，舌质红，苔薄黄，脉弦。

西医诊断：紧张性头痛。

中医诊断：头痛。

辨证：肝阳上亢，肝风内动。

治法：平肝潜阳、祛风止痛、疏肝理气。

处方：天麻9 g，当归10 g，钩藤15 g，川芎9 g，菊花12 g，北柴胡12 g，郁金10 g，龙胆草15 g，白芍15 g，蜈蚣2条，全蝎5 g，丹参18 g。水煎服，每日1剂，2剂愈。

三、体会

头痛多因脏腑、气血、经络功能失调。对于肝风内动，肝阳上亢头痛用天麻钩藤饮加减治疗，获良效者颇多。天麻钩藤饮出自《杂病证治新义》，主治肝阳上亢，肝风上扰引起的头痛、眩晕、失眠等。"巅高之上，唯风可到。"故在本方中加息风止痉，通络止痛的蜈蚣、全蝎，加强祛风通络的作用，效果满意。

（张畅蓉）

刘竞立

简介：女，1957 年生，副主任中医师。长期从事中医临床工作，具有丰富的临床经验。

擅长：中医内、妇、儿科疾病的诊治。尤擅各类虚寒性疑难杂症。

滋阴养血汤治疗更年期综合征

更年期综合征是由卵巢功能减退导致的机体不能迅速适应这一变化而表现出来的一组症候群。常见症状有心烦、眩晕、耳鸣、潮热、出汗、易怒、焦虑、健忘、失眠、浮肿、纳呆、便溏、月经紊乱等。若久治不愈，远期还会出现骨质疏松症、泌尿生殖道萎缩、阿尔茨海默病、心脑血管疾病等。

一、病因病机

更年期综合征属于中医"经断前后诸证"范畴。从症候来看，对应中医"郁证""百合病""脏躁""年老血崩"等病证。《素问》谓"女子……七七，任脉虚，太冲脉衰少，天癸竭，地道不通，故形坏而无子也""女不过尽七七，而天地之精气皆竭矣"。女子年过"七七"，因体质强弱、疾病、产育、劳逸、营养、精神等多方面的影响，导致脏腑阴阳失调，气血失和，最终引起更年期综合征。

二、治疗

滋阴养血汤：

女贞子10g，墨旱莲10g，山药20g，生地15g，川芎

10 g，当归 10 g，白芍 15 g，黄芩 10 g，菊花 10 g。

加减：多汗者加牡蛎 30 g，麻黄根 10 g；失眠多梦者加麦冬 10 g，酸枣仁 15 g，百合 15 g；气虚者加黄芪 20 g，党参 20 g；腰膝酸软者加杜仲 15 g，桑寄生 15 g；肝郁者加北柴胡 10 g，生麦芽 30 g。2 日 1 剂，每日 3 次，水煎服。2 月为 1 个疗程。

三、体会

更年期综合征为肾气渐衰，天癸将尽，肾阴阳失调所致。临床以肾阴虚最为常见，方用滋阴养血汤。方中女贞子、墨旱莲滋养肾阴，山药健脾补肾，四物汤养血，菊花、黄芩清热疏肝，诸药合用，共奏滋阴养血清热之效，故治疗肾阴虚型更年期综合征有确切疗效。

（刘竞立　唐玲）

陈宁属

简介：男，1955 年生，主治中医师。函授学习中医的优秀代表，对中医药理论和临床颇有见地。

擅长：中医内、儿科疑难杂症及眼科。

痒证病因病机分析

祖国医学对痒证早有认识，《灵枢·刺节真邪》云："虚邪之中人也……搏于皮肤之间，其气外发，腠理开，毫毛摇，气往来行，则为痒。"《诸病源候论》曰："风瘙痒者，是体虚受风，风入腠理，与血气相搏，而俱往来于皮肤之间。邪气微，不能冲击为痛，故但瘙痒也。"还有"风盛则痒""热微则痒""无风不作痒""湿盛则痒""血虚不能荣肌肤则痒"等记载。《诸病源候论》云："人无问男女大小，有禀性不耐漆者，见漆及新漆器，便着漆毒。"由此看出，痒的发生与正气不足密切相关。其部位在皮肤之间，其病因有风、湿、热、火、毒等。从脏腑来看，与心有关。此外，因禀赋原因接触某种物质后不能耐受亦可发病，痒证病因病机概括有以下几个方面。

一、病因病机

（一）风痒

风为阳邪，其性轻扬，善行而数变，易挟它邪侵犯机体。风邪搏于腠理，郁于肌表，外不得透达，故致皮肤发痒。风邪所致的瘙痒，其部位游走不定，来势迅猛，泛发周身。由风热致则皮肤色红，搔抓时可有少量鲜血从皮肤表皮渗出；

风寒所致则皮损色淡,奇痒寒重热轻。治疗以祛风为其常法,药用银翘散、荆防败毒散加减。

（二）湿痒

湿为阴邪,其性重着黏滞,易犯下部,其部位主要在下肢、二阴和趾缝等处,抓破有糜烂、渗液、结痂,病程缠绵难愈。其治法可用芳香化湿、淡渗利湿、清热燥湿。代表方如三仁汤、五苓散、黄芩滑石汤、藿朴夏苓汤。

（三）热痒

热为阳邪,为火之渐。奇痒春夏为重,昼轻夜剧,其皮疹色红成片,搔破出血易酿疖肿。清热止痒为其治疗大法,热在气分用白虎汤;热在血分用犀角地黄汤;热重化毒者用泻心汤,或用清瘟败毒饮。

（四）燥痒

燥为阳邪,其性干燥。易伤津液,肌肤失濡则痒。燥可分为寒燥、热燥、实燥、虚燥,实为外感燥邪,内本有热,热燥化风,风行作痒,证候可见皮肤潮热、头皮干燥、脱屑发痒;虚为年老体弱,血虚津亏,肌肤失于濡养,症见皮肤粗糙、干燥脱屑、毛发干枯不荣、肌肉消瘦等。实证疏风润燥为其治则,选用杏苏散、桑杏汤、清燥救肺汤;虚证治宜凉血润燥或养血润燥,方用滋燥养荣汤。

（五）虚痒

常见于年老体弱,大病、久病之后,气血虚弱,不能荣润肌肤则痒。奇痒时轻时重难愈,血虚者奇痒昼轻夜剧;阴虚皮肤干枯不润,抓后有鳞屑脱落;气虚汗出受风易发,奇痒随寒热温度变化而发;阳虚多在冬季遇寒加重。治宜补虚止痒,血虚用四物汤类;阴虚用沙参麦冬汤类;气虚用四君子汤;阳虚者用附子理中汤之类。

（六）瘀痒

多为气血凝滞经脉不畅，瘀血内阻，气血运行不利，肌肤失养而致痒证发生。奇痒病程长，皮肤粗糙如鳞甲，其皮损融合成片，或成结节，抓破后渗血，其色乌黑。治宜化瘀止痒，血府逐瘀汤为代表方剂。

（七）虫痒

因虫致痒，一由虫直接侵蚀肌肤引起；二由虫的毒素侵犯或为过敏反应引起皮肤发痒。痒多发于趾缝、前后二阴、腋窝等潮湿部位及暴露部位，奇痒时难忍，搔破后液体渗出易发感染。治宜杀虫止痒，方用消风散，或用蛇床子、百部、苦参、地肤子、蜈蚣、白鲜皮、黄柏等药物煎水外洗。

（八）毒痒

用药不当或接触化学类过敏物质而致皮肤发痒，奇痒表现为突出性、广泛性，易并发红皮证，甚者毒攻脏腑，出现危重证候，治宜解毒止痒，方用五味消毒饮。

（九）酒痒

多发生在饮酒后或皮肤、黏膜接触酒精后，全身或局部出现红色斑丘疹，瘙痒遇风、遇热加剧，奇痒随酒毒排泄而消失，但再次饮酒或接触酒精仍复发，为酒毒郁于皮肤腠理不得宣泄所致发痒。治宜醒酒止痒，方用桂苓甘露饮。

（十）食痒

常见于食鱼、虾、蟹、羊、狗肉等动风发物而引起的瘙痒，奇痒剧烈，泛发全身，其皮损多样，可伴呕吐、腹泻，治宜消食祛毒止痒，药用大黄、紫苏叶、蒲公英、菊花、炒山楂等。

二、小结

　　痒证的病因虽多，但病机多为正气不足，卫外不固，邪气侵扰，以致营卫失和，气血紊乱，阴阳失调而发病，虽痒在肌肤体表，但与脏腑失调密切相关。故在治疗上宜采用扶正祛邪的基本大法，根据不同证型，分别采用益气、活血、祛风、利湿等治法，以达"正安邪自祛""血行风自灭"的目的。瘙痒的规律多为昼轻而夜剧，痒可影响患者睡眠，而失眠又多伴有心烦、急躁、易怒等肝阳上亢，肝风内动的症状，或伴有眩晕、眼花等营血不足，血虚生风，风动则痒甚的证候，故因痒致失眠，失眠愈重则瘙痒愈甚，形成一种恶性循环。所以治疗在辨证用药的基础上宜加养血安神、重镇安神之品，使神安归舍，瘙痒减轻。对瘙痒日久风邪羁留，应使用搜风息风作用较强的虫类药物，以增加治疗效果。对因全身疾病而引起的瘙痒，以治疗原发疾病为主，病祛而痒可自除。

（陈宁属）

第二部分　数据挖掘

柯氏妇科 100 张痛经处方的整理及用药特点研究

柯仪宇是凉山州著名老中医，从医 50 余载，学验俱丰，八十高龄仍坚持临床。对内、妇、儿科等疾病的诊治均具有自己独到的辨证思路与论治方法，坚持医药圆融，用药独特，临床效果显著，形成了独具特色的柯氏妇科，享誉州内外。名医处方以其直观性和客观性强的特点再现了名医临证用药的经验，整理研究名医处方是传承名医学术精华的一种方法。现从柯氏妇科 2014 年 1 月至 2019 年 12 月主治痛经的 439 张处方中随机抽取 100 张，在数据统计整理的基础上进行研究，以期客观、准确地总结柯老痛经用药的规律和特点，挖掘名老中医的有效方剂，为开发新的院内制剂和新药创造条件。

一、处方用药整理原则

随机抽取柯老主治痛经的 100 张处方，将其中常用中药进行归类整理，整理统计的项目包括常用药、出现频次、处方常用量、处方常用量重现率、现代常规用量、药量范围。

（一）处方常用药的界定

将 100 张处方中出现频率 ≥ 40% 的药物作为常用药。这些常用药的分类依据是其主要功能。

（二）处方常用量的确定和表达

处方常用量是指处方中有较大重复性的用量（重现率≥45%）。遵原方药物常用量，计量单位用克（g）表示，处方常用量为两日用量。

（三）现代常规用量的确定和表达

现代常规用量以2015年版《中华人民共和国药典》（以下简称《药典》）规定用法用量为准。

二、处方统计分析结果

（一）常用药及出现频次和处方常用量数据统计

主治痛经的100张处方常用药、频次、处方常用量、处方常用量重现率、现代常规用量和药量范围的数据统计结果见表1。

（二）常用药出现频次分析

1. 从单味药频次分析用药特点

常用药的高频次使用，体现出柯氏妇科临证治法和用药的规律。使用频次高的药物是茵陈、乌药、香附、延胡索，使用频次较高的药物是生地（熟地）、当归、川芎、赤芍（白芍）、桃仁、红花、益母草、桂枝、干姜、吴茱萸、茵陈、黄芪、枸杞子。

2. 用药规律分析

"妇人以血为主，血盛则溢，以象月盈则亏也，失其常度，则为病矣"。故用四物汤补血调血。女子以肝为先天，肝主疏泄而藏血，疏泄不及则肝郁气滞，故常用疏肝理气解郁之品，如乌药、香附、延胡索等；气滞则血瘀，故常用活血化瘀药，如桃仁、红花、益母草；寒凝也会导致血瘀，故用桂枝、干姜、吴茱萸温经散寒。疏泄太过则恐怕月经过多，故常用黄芪补气摄血，枸杞子滋补肝肾，防月经过多。由此可知，柯老治疗痛经，以女子生理特点为基础，用药以温补为主，以行为辅，在补益气血、温经散寒的基础上使用理气和活血药，使补而不滞，通而且荣，月满血盈，经水常利，通荣不痛。

表1 柯氏妇科100张月经不调处方常用药数据统计

序号	常用药	类别	频次/次	常用量/g	常用量重现率/%	现代常用量/g
1	茵陈	清热利湿	100	15	88	6～15
2	生地	补血调经	69	20	100	10～15
3	熟地	补血调经	28	20	100	9～15
4	当归	补血调经	98	20	100	6～12
5	川芎	补血调经	94	10	91	3～10
6	赤芍	补血调经	50	15	86	6～12
7	白芍	补血调经	18	20	89	6～15
8	桃仁	活血化瘀	96	15	56	5～10
9	红花	活血化瘀	95	15	89	3～10
10	益母草	活血化瘀	96	10	88	9～30
11	乌药	理气化滞	100	15	100	6～10
12	香附	理气化滞	100	15	100	6～10
13	延胡索	理气化滞	100	15	100	3～10
14	桂枝	温经散寒	93	15	99	3～10
15	干姜	温经散寒	94	10	100	3～10
16	吴茱萸	温经散寒	92	6	100	2～5
17	川党参	补气摄血	22	30	100	9～30

续表

序号	常用药	类别	频次 /次	常用量 /g	常用量重现率 /%	现代常用量 /g
18	黄芪	补气摄血	63	30	100	9 ~ 30
19	覆盆子	收涩固脱	18	20	100	6 ~ 12
20	茯苓	健脾利湿	8	30	100	10 ~ 15
21	枸杞子	滋补肝肾	44	15	100	6 ~ 12
22	菟丝子	滋补肝肾	16	15	100	6 ~ 12

（三）常用药的处方常用量及其重现率分析

表 1 显示处方常用量不超过常规用量范围，临证用药剂量相对稳定，两日量均不超过 30 g，符合 2015 年版《药典》常规用量，体现柯老注重临床用药安全。

三、讨论

原发性痛经，是青少年女性的常见病、多发病，主要是气血运行不畅所致，多属气滞血瘀和寒凝湿滞相互作用的结果。《景岳全书·妇人规》曰："若血瘀不行，全滞无虚者，但破其血……若寒滞于经，或因外寒所逆，或素日不慎寒凉，以致凝结不行，则留聚为痛而无虚者，须去其寒……"故可通过活血化瘀、温经散寒、行气止痛而达到治愈痛经的效果。

柯老对于痛经的用药以茵陈、桃仁、红花、益母草、乌药、香附、延胡索、桂枝、干姜、吴茱萸、生地、当归、川芎、赤芍、川党参、黄芪、枸杞子、菟丝子、覆盆子为基本药物，随证或症加减，效果显著。桃仁、红花、益母草活血通络，化瘀止痛；乌药、香附、延胡索行气止痛；桂枝、干姜、吴茱萸温经散寒，温通血脉；"然血虚多滞，经脉隧道不能滑利通畅"，故用四物养血调经；茵陈清热利湿，清退瘀久所化之湿热；黄芪益气摄血，同时黄芪可"助水行舟"；覆盆子、菟丝子、枸杞子补益肝肾，防止通之太过，经量过多。

对于子宫内膜异位症、子宫腺肌病、卵巢囊肿、盆腔炎等引发的继发性痛经，柯老常采用分期治疗，其痛经期采用上述药物，非痛经期用上述药物合桂枝茯苓丸等加减。

参考文献：略。

（周杨晶）

中药医院制剂使用情况研究分析与展望

中药医院制剂作为市场上没有供应的药品的补充，在保障临床治疗、促进科研发展、维护人民群众身体健康等方面发挥着重要的作用。实践证明，中药医院制剂是医院药学服务的重要组成部分，是保证医疗活动正常运转的不可或缺的角色。面对现代医药科技水平的飞速发展，中药医院制剂的发展缓慢，甚至呈萎缩状态。

《中共中央　国务院关于促进中医药传承创新发展的意见》的全面落实以及国家食品药品监督管理总局《关于对医疗机构应用传统工艺配制中药制剂实施备案管理的公告》的正式出台，对推进医疗机构中药制剂的发展均是好消息。国家中医药管理局将中药医院制剂作为考核指标纳入到等级中医院、重点中医院、重点专科专病建设项目等评审检查中，中药医院制剂的生存与发展迎来了新的机遇，也面临巨大的挑战。为了解中药医院制剂的现状、地位和未来，我们对凉山州第二人民医院 2015—2019 年中药医院制剂使用情况进行统计分析，并结合临床研究资料和处方点评情况展望中药医院制剂发展的未来。

一、 资料与方法

（一）资料来源

数据来源于凉山州第二人民医院信息系统提供的 2015—2019 年中药医院制剂品种数、使用数量、制剂销售额及中成药（包含中成药、中药医院制剂，不包含中药注射剂，下同）销售总额统计数据。

（二）方法

提取凉山州第二人民医院信息系统相关数据，统计中药医院制剂的应用情况，对凉山州第二人民医院 2015—2019 年中药医院制剂品种数及其增长率、使用数及其增长率、制剂销售额及其增长率、中成药销售总额及中药医院制剂占全院中成药销售总额的比例进行数据统计分析。

二、结果

（一）中药医院制剂应用基本情况

2015—2019 年凉山州第二人民医院中药医院制剂应用基本情况见表 2。由表 2 可见，凉山州第二人民医院现在使用的中药医院制剂有三种，是四川西南民族地区少有的几种中药医院制剂。三种中药医院制剂经临床多年验证，疗效确切，销售额逐年增加，成为本地区不可缺少的临床特色制剂。

表 2　2015-2019 年凉山州第二人民医院中药医院制剂应用基本情况

项目	2015 年	2016 年	2017 年	2018 年	2019 年
制剂使用品种数 / 种	3	3	3	3	3

续表

项目	2015 年	2016 年	2017 年	2018 年	2019 年
制剂使用品种数增长率 /%	—	0.00	0.00	0.00	0.00
制剂使用数量 / 袋或瓶	49 976	53 403	124 048	84 542	93 655
制剂使用数量增长率 /%	—	6.86	132.29	−31.85	10.78
制剂销售额 / 万元	39.46	40.72	89.14	135.94	158.40
制剂销售额增长率 /%	—	3.19	118.90	52.50	16.52
中成药销售总额 / 万元	964.90	1 140.24	784.66	709.68	779.45
制剂销售额占中成药销售总额比例 /%	4.09	3.57	11.36	19.15	20.32

（二）制剂品种分析

2015—2019 年中药医院制剂使用数量见表 3。由表 3 可见，中药医院制剂中使用数量从多到少依次为桔梅咽炎袋泡茶、益肾补气强身茶和愈疡胶囊，显示出中药医院制剂在治疗慢性咽炎、慢性肾衰竭、乳腺增生等疾病中做出了较大的贡献，治疗上方便了医务工作者及患者，在保障临床用药、提高医疗质量等方面发挥了其他药品不可取代的作用。

表 3　2015-2019 年凉山州第二人民医院中药医院制剂使用数量

制剂名称	2015 年	2016 年	2017 年	2018 年	2019 年
桔梅咽炎袋泡茶 / 袋	39 515	45 772	109 924	74 003	82 373
益肾补气强身茶 / 袋	5 727	3 733	9 027	5 186	4 886
愈疡胶囊 / 瓶	4 734	4 258	5 097	5 353	6 396

三、讨论

（一）中药医院制剂的现状

1. 中药医院制剂的需求大、生产成本高、销量价格较低

凉山州第二人民医院原有自主开发的中药制剂四种，其中一种停止使用。随着医院业务水平的发展，临床效果好的三种中药医院制剂，由于价格较低，深受患者欢迎，需求量特别大。但是近年来中药材价格上涨快，中药医院制剂的生产成本增加，2018年3月凉山州第二人民医院对三种中药医院制剂的价格进行了10多年来的首次调整，导致当年销售数量有所下降，但销售总额稳步提高。

2. 中药医院制剂的质量检验耗时较长，但质量有保证

凉山州第二人民医院中药医院制剂原材料为中药饮片，由于医院检验条件限制，凉山州第二人民医院中药医院制剂质量检验大部分由凉山州药品检验所完成，耗时较长，对外销售晚于生产日期1个月左右，但因检验严格，周转较快，质量有保证。

3. 中药医院制剂超说明书使用、临床安全性高

除桔梅咽炎袋泡茶外，益肾补气强身茶和愈疡胶囊都有新的用途被发现或者证实。罗国华主任医师发现平消片联合愈疡胶囊治疗乳腺增生效果极佳，故愈疡胶囊使用量从2016年起稳步增长，并未受到调价的影响。妇科专家柯仪宇名老中医用益肾补气强身茶联合其他中药治疗痤疮效果好，肾病专家李列平主任医师用益肾补气强身茶辅助治疗肾病效果显著，但随着两位医生门诊次数的减少，益肾补气强身茶使用量有所下降，说明专科医生对中药医院制剂的使用量有直接影响，也说明中药医院制剂是重点专科建设的重要组成部分。

同时，由于三种制剂的说明书规定剂量较小，故超说明书使用的情况时有发生，给处方点评带来了困难，但是，三种中药医院制剂的组成都属药食同源原料，临床使用多年，安全性高，对说明书进行必要修改也势在必行。

4. 中药医院制剂新品种申报难

2018年2月12日，国家食品药品监督管理总局发布《关于对医疗机构应用传统工艺配制中药制剂实施备案管理的公告》指出制剂处方在本医疗机构具有5年以上（含5年）使用历史的中药制剂，可免报资料项目（十四至十六条）。目前，新制剂水甲痔血胶囊相关的实验研究、临床研究、毒理研究和质量标准等已经完成，但由于申报资料多、申报周期长等缘故，近年来还未能成功申报新的制剂。

（二）中药医院制剂的地位和价值

药品是特殊的商品，追求利益最大化是药品生产企业的最终目的。但中药医院制剂具有价格低廉、疗效确切、周转快等特点，可有效、及时地满足临床特殊用药需求。从药物经济学的角度而言，发展"价廉物美"的中药医院制剂是一件造福患者、有利医院的好事。目前，降低药占比、控制医保额度也是各医院的硬指标，通过加强中药医院制剂的临床使用指导和临床科学研究，在喉科、妇科、肾病科等重点专科建设中充分合理地使用中药医院制剂，可减轻患者的经济负担，并节约医疗成本。

（三）中药医院制剂生产使用展望

随着国家对医疗机构制剂监管的不断加强，中药饮片价格的上涨和人工费用的增长，中药医院制剂的生产更要稳中求发展，不仅要满足临床所需，还要不断扩大制剂使用范围，并减少亏损。为提高中药医院制剂的配制能力和质量，减少生产效率低下导致的效益低下，必须加强制剂的自动化配制建设，进而更大限度地提升制剂质量和提高医院效益，推动中药医院制剂的可持续发展。

（四）中药医院制剂开发研究展望

名老中医临床经验是在名老中医数十年理论及临床研究中逐步形成的经验总结，是学科领域内个人与群体智慧的结晶，是中医学传承的核心内容，也是传承的捷径。在国家重视中医药发展的大形势下，加强名老中医学术经验总结，强化中药师与中医医生之间的联系，追求"医药圆融"，开展"中药人学中医""西学中"等活动，从名老中医经验中总结筛选有效方剂，探索中药医院制剂的科学发展路径，不断开发出新的制剂品种，补充临床用药，充分发挥中药医院制剂的特殊作用势在必行。

四、结论

中药医院制剂具有需求大、生产成本高、销量价格较低、质量有保证、临床安全性高、新品种申报难等特点，在临床医疗活动中发挥着越来越重要的作用。在国家重视中医药发展的大形势下，提高中药医院制剂质量和效益，不断开发新制剂品种，对充分发挥中药医院制剂在医疗机构的特殊作用具有重要意义。

参考文献：略。

（周杨晶）

第三部分　经验总结

针灸治疗痿证研究新进展

　　痿证是指肢体筋脉弛缓，软弱无力，日久因不能随意运动而导致肌肉萎缩的一种病证。与急性脊髓炎、重症肌无力、进行性肌萎缩、肌营养不良症、多发性神经炎、周期性麻痹、小儿麻痹后遗症、瘫痪等西医疾病相似。本病病因复杂，外感、内伤皆会损伤五脏精气，致使五脏虚损，筋脉失养而发本病。近年来针灸治疗痿证有了新进展，本文综述了近年针灸疗法治疗痿证的研究进展。

一、病因病机

（一）五脏虚损是痿证的病机关键

　　《素问·痿论》曰："肺热叶焦，则皮毛虚弱急薄，著则生痿躄也。心气热，则下脉厥而上，上则下脉虚，虚则生脉痿，枢折挈，胫纵而不任地也。肝气热，则胆泄口苦，筋膜干，筋膜干则筋急而挛，发为筋痿。脾气热，则胃干而渴，肌肉不仁，发为肉痿。肾气热，则腰脊不举，骨枯而髓减，发为骨痿。"指出痿证病位在肌肉筋脉，但关乎五脏。《素问·太阴阳明论》云："四肢皆禀气于胃，而不得至经，必因于脾，乃得禀也。今脾病不能为胃行其津液，四肢不得禀水谷气，气日以衰，脉道不利，筋骨肌肉皆无气以生，故不用焉。"《灵枢·经脉》云："肺手太阴之脉，起于中焦。"脾胃与肺为母子关系，肺伤则子盗母气，使脾胃受损，运化无力，气血生化乏源，四肢、肌肉无气以禀，痿证作矣。《赤水玄珠》曰："夫痿者，湿热乘于肾肝也，当急去之。不然则下焦元气竭尽而成软瘫。"肾为先天之本，肝肾同源，若肝肾不足，髓海空虚，外感湿热易侵入肾及脊髓，也可致痿病。《医门法律》言："肝主筋，肝病则筋失所养，加以夙有筋患，不觉忽然而痿矣。"《临证指南医案·痿》云："盖肝主筋，肝伤则四肢不为人用，而筋骨拘挛。"《三因极一病证方论》载："致五内精血虚耗，荣卫失度……使皮血、筋骨、肌肉痿弱，无力以运动，故致痿。"《灵枢·经筋》云："足少阳之别，名曰光明……虚则痿躄，坐不能起，取之所别也。"言明虚则痿，五脏虚损是痿证的根源。

（二）湿热痰瘀是痿证的重要病理因素

《素问·痿论》曰："有渐于湿，以水为事，若有所留，居处相湿，肌肉濡渍，痹而不仁，发为肉痿。"《素问·异法方宜论》曰："中央者，其地平以湿……故其病多痿厥寒热。"《素问·生气通天论》曰："因于湿，首如裹，湿热不攘，大筋软短，小筋弛长，软短为拘，弛长为痿""秋伤于湿，上逆而咳，发为痿厥"。湿为阴邪，易伤阳气，郁久化热，阻滞气血，四肢百骸不得禀水谷之精气，则痿证病作。《针灸大成·东垣针法》云："成痿者，以导湿热，引胃气出阳道，不令湿土克肾，其穴在太溪。"提示痿证发病与湿热密切相关，脾虚可加快疾病的进程及严重程度。湿邪留滞，日久化热，耗津伤阴，湿邪久居而成痰，痰随气流窜经络，阻滞气血的运行或留而至瘀，日久肌肉、肌肤消瘦无力，肢体、筋脉偏废，肝郁日久，气滞不疏，脾胃亏虚，或气虚、血瘀，阻滞经络，使筋脉偏废，湿、热、痰、瘀相互作用，加剧病情。

二、治疗思路

（一）治痿独取阳明

《素问·痿论》云："治痿者独取阳明何也……各补其荣，而通其俞，调其虚实，和其逆顺。"治痿独取阳明，以壮五脏，但并非绝对，应结合临床具体情况，按四诊八纲辨证论治。卢佩斯等认为脑卒中患者在后期恢复过程中"偏瘫步态"得不到纠正，可能与错误理解"治痿独取阳明"或不重视阴经穴位有关。马建功指出"阳明"之意非单胃腑而言，而是泛指中焦脾胃，因为脾与胃相表里，生理病理关系密切，小肠、大肠受盛、腐熟、传化水谷，共同完成化生气血、营养周身的功能，强调从脾胃论治痿证的重要性。

（二）从脾胃论治痿证

《素问·痿论》云："脾主身之肌肉。"张景岳《类经》曰："四肢之举动，必赖胃气以为用，然胃气不能自至于诸经，必因脾气之运行，则胃中水谷之气，化为精微，乃得及于四肢也。"脾主运化、升清和统摄血液。脾为后天之本，气血生化之源，五脏六腑、四肢百骸皆需依赖脾所运化的水谷精微来濡养，才能完成正常的生理活动。故从脾胃论治痿证，常取中焦脾胃之募穴中脘，用补法或艾条温和灸，使中土得运，气血得生，筋脉得养，四肢百骸运动自如，效果显著。

（三）从督脉论治痿证

《后汉书·华佗别传》言："有人病脚躄不能行……

后灸愈。灸处夹脊一寸……"开创从督脉论治痿证的先河。何兴伟等发现"皮肉、筋脉、骨节"是行使机体运动功能的基本结构，依赖于气血津液精髓的濡养；"督脉虚损（或痹阻）""督阳失运"是痿证发病的经络学基础；"精亏髓枯""气血亏虚"是痿证的病机关键。通调督脉可促进督脉（脑、脊髓）形态结构和功能修复，并可重建脑髓—督脉（脊髓）—脏腑经脉气血功能活动调控系统，从而使气血津液精髓的输布正常，以濡养皮肉、筋脉、骨节。徐成坤认为督脉为十二经之总督，其分支与肾经、膀胱、心经、胃经等相连，故治痿非独取阳明，而应为督脉。

（四）消除湿热痰瘀等病理因素

《素问·六元正纪大论》云："民病寒湿，发肌肉萎，足痿不收。"《脾胃论》云："夫脾胃虚弱，必上焦之气不足，遇夏天气热盛，损伤元气，怠惰嗜卧，四肢不收，精神不足，两脚痿软。"故湿热致痿者，当清热利湿，疏导湿热。若湿邪留滞，日久化热，久居成痰，阻滞经络，留而至瘀，当化痰祛瘀，正本清源，及时消除湿热痰瘀等病理因素。

三、针灸临床运用

赵瑾等以"治痿独取阳明"的原则，取合谷、足三里、阴陵泉健脾益气，调补气血，根据"各补其荣，而通其俞"的原则，提出临床要坚持脏腑辨证和经络辨证相结合。佟雪等认为痿证基本病因在"虚"与"热"，治当"益阴补虚，通阳起废"，针刺手法宜重，从脾胃论治补亏虚之不足，从阳经阳穴着手通调全身阳气，从特定穴入手达到补虚泻实的效果。李延芳采用阴阳相配、数经互补、浅刺多穴原则治疗小儿脊髓灰质炎后遗症，提出"多经多穴"法，即治疗痿证时不单取、重取阳明经的腧穴，酌情选用少阳经、太阳经以及手、足三阴经腧穴辨证选经施治。王永红运用针灸治疗臂丛神经麻痹、腓总神经麻痹、吉兰—巴雷综合征各1例，选择不同配穴、刺法及手法进行守方治疗，取得良效。陈柏志等用"头针为主，体针为辅"方法治疗小儿脑性瘫痪42例，治疗总有效率为90.48%。杜如泽取"背三针"（从长强穴到大椎穴沿皮接力透刺以通督脉的方法）配阴陵泉、脾俞、足三里治湿热浸淫型痿证；取"背三针"配肝俞、肾俞、悬钟、阳陵泉治肝肾亏虚型痿证，效果显著。杜萍等用针刺夹脊穴配合灸法以补虚、通经、活络治疗肝肾亏虚型痿证1例，取得良效。焦素林等取穴四神聪、上星、太阳、睛明、内关、神门、臂臑、阴陵泉、足三里、三阴交、太冲针灸治疗重症肌无力，半年后症状基本消失。杨薇取足三里、梁丘、三阴交、血海、髀关、环跳、阳陵泉等诸穴协同并辅之推拿，使患者肌肤温煦，气血通畅，阴阳调和，而痿躄愈。连远义取阳白、足三里、三阴交，采用直接无瘢痕灸法治疗眼睑下垂36例，痊愈8例，好转24例，无效4例。蒋传义运用针刺、拔罐、食疗协调配合，综合治疗痿证效果显著。李新华等运用针刺（阳陵泉、足三里、解溪、上巨虚、下巨虚、丘墟、悬钟等）联合肌内注射鼠神经生长因子治疗腓总神经损伤痿证25例，痊愈10例，显效11例，有效1例，无效3例。刘静瑛运用针刺、推拿和中药综合治疗痿证，取得较好疗效。

四、小结

五脏虚损是痿证的病机关键，湿热痰瘀是痿证的重要病理因素。全面理解"治痿独取阳明"，从脾胃、督脉论治痿证，积极消除湿热痰瘀等病理因素，是治疗痿证的重要思路。目前，针灸治疗痿证主要在辨证论治基础上运用针刺法、灸法、推拿等，或采用中西医结合治疗方法，疗效显著。但存在缺少远期临床疗效观察，病例少，作用机制研究不足，疗效评价标准不一等缺点。在今后研究中，应重视针灸治疗痿证的作用机制，随机对照研究和针药并施的综合疗法研究，逐步形成统一的疗效评价标准，进一步评价针灸治疗痿证的疗效。

参考文献：略。

（周杨晶）

中成药联合或序贯治疗慢性肾脏病的思路初探

慢性肾脏病是指各种原因引起的慢性肾脏结构和功能障碍（≥ 3 个月），包括肾小球滤过率正常和不正常的病理损伤、血液或尿液成分分析异常及影像学检查异常；或不明原因肾小球滤过率下降 [< 60 mL/（min · 1.73 m^2）] 超过 3 个月。研究显示处于慢性肾脏病早期的患者有 59.5% ~ 74.2% 无典型症状，如不能进行早期诊断及干预，慢性肾脏病易进入终末期肾病，只能行肾脏替代治疗，增加患者的负担，并引发多种并发症，严重危害人类健康。

慢性肾脏病属中医学"肾风""水肿""关格""肾劳""溺毒"等范畴。中医学者普遍认为正虚邪实贯穿慢性肾脏病病程的始终。正虚主要是气、血、阴、阳的不足，脏腑功能以脾虚、肾虚为主，邪实主要包括湿热、瘀血和水毒内生等。然正虚、邪实谁为主，以及虚侧重何脏，实又以何脏占主导，各有分说。目前糖皮质激素、免疫抑制剂、血管紧张素转换酶抑制剂、血管紧张素 II 受体阻滞剂是主要的西药治疗药物。临床中药学显示，在西医基础治疗的情况下，使用中成药联合或序贯治疗慢性肾脏病效果显著，可有效延缓肾脏替代治疗时间。现从中医慢性肾脏病的病机、治法方面初步探讨中成药联合或序贯治疗慢性肾脏病的思路。

一、病机与中成药联合或序贯治疗慢性肾脏病

20 世纪 70 年代于家菊、孙郁芝提出活血化瘀、清热解毒法治疗慢性肾炎，开启了国内运用活血化瘀治疗肾脏疾病的先河。孙伟教授通过文献研究和临床实践，指出慢性肾脏病的发病机制以肾虚湿瘀立论，肾虚为肾脏病发病之根，湿热为进展之基，瘀血为疾病之果，治疗以"益肾清利活血"为原则。

（一）肾虚病机与中成药联合或序贯治疗慢性肾脏病

《素问·六节藏象论》曰："肾者，主蛰，封藏之本，精之处也。"《脾胃论》曰："内伤脾胃，百疾由生。"《诸病源候论》曰："水病无不由脾肾虚所为，脾肾虚则水妄行，盈溢皮肤而令身体肿满。"邹燕勤教授指出慢性肾脏病以先后天之本不足为基础，加之外邪侵袭、劳逸不当、失治误治等因素，发而为病。韩履祺认为慢性肾脏病可由多种疾病发展而来，其正气虚损，肾之精气亏虚，阴阳失调为本病发生发展的根本。肾精耗损，肾气虚弱，开阖失司，气化不利，致水液内停，泛溢肌肤而成水肿；肾气不足，封藏失职，精微失摄，下泄而形成蛋白尿；肾精亏虚，腰府失养则腰酸腰痛；肾病日久，脏腑气血阴阳俱虚，甚至出现少尿、关格之危象。治疗遵循"损其肾者，益其精"的原则，以补肾为主，扶正以祛邪。现代中医学家结合疾病分期论治慢性肾脏病认为：慢性肾脏病 1~2 期以肾虚为主；3~4 期以脾肾两虚为主；5 期以脾虚浊毒内盛为主。临床见肾阴亏虚可用六味地黄丸、左归丸；肾阳不足可用金匮肾气丸、右归丸；也可用金水宝、百令胶囊、益肾补气强身茶等补益肾气。现代研究表明金水宝等虫草制剂可显著降低血尿素氮、血肌酐、外周血

11- 脱氢血栓烷 B2 及高迁移率族蛋白 B1 水平。

（二）湿热病机与中成药联合或序贯治疗慢性肾脏病

薛生白《湿热病篇》曰："太阴内伤，湿饮停聚，客邪再至，内外相引，故病湿热。"《素问·水热穴论》曰："肾者，胃之关也。关门不利，故聚水而从其类也。"肾虚日久，体内津液代谢失常，津液不归正化而酿生湿邪，湿热是发病之因，有内外之别。现代研究显示，湿热是慢性肾脏病的直接原因和慢性肾脏病进展的关键环节，发生率为47.8% ~ 100%，并贯穿于慢性肾脏病整个病程。刘宝厚教授更是直截了当地提出"湿热不除，蛋白难消"的论断。王世荣等提出应用《黄帝内经》"分消走泄"法治疗慢性肾脏病湿热浊毒证。湿热证以腹部痞闷，口中黏腻，面黄油腻，大便黏滞不爽，里急后重，肛门灼热，舌质偏红，苔黄腻等为典型症状，只要出现湿热症状，就可以采用清利湿热之法。尿感宁、热淋清、泌尿宁、黄葵胶囊、尿毒清等中成药可供选择。尿感宁、热淋清、尿毒清还可序贯使用，意为尿感宁重在改善小便涩痛的状态，热淋清重在除湿热，尿毒清清湿热浊毒之力量更强。

（三）瘀血病机与中成药联合或序贯治疗慢性肾脏病

中医有"久病多瘀""久病入络"之说。叶传蕙教授指出瘀血贯穿于慢性肾脏病的整个过程，无论寒热、虚实、六淫、七情、房室、痰邪、浊毒，都可能导致脏腑功能、气血阴阳失衡，血液运行不畅，或溢于脉外，或停于脉内，形成瘀血。刘宝厚教授提出"瘀血不去，肾气难复"的论断。赵绍琴教授也认为慢性肾脏病治疗以凉血化瘀为大法。现代研究表明慢性肾脏病患者凝血机制的紊乱随着慢性肾脏病的进展而增加，在进入慢性肾脏病 4 期后尤为明显，其血栓素 A2、前列环素的代谢异常，血小板活化，内皮细胞受损是慢性肾脏病进展的重要因素。血瘀证以面色晦暗，腰痛，肌肤甲错，肢体麻木，舌质紫暗或有瘀点、瘀斑，脉涩或细涩等为典型症状。只要出现血瘀症状，就可以采用活血化瘀之法，使用肾衰宁、三七粉、心达康、地奥心血康等。

二、治法与中成药联合或序贯治疗慢性肾脏病

（一）"治病求本"与中成药联合或序贯治疗慢性肾脏病

《素问·阴阳应象大论》曰："阴阳者，天地之道也，万物之纲纪，变化之父母，生杀之本始，神明之府也，治病必求于本。"肾为一身阴阳之根本，慢性肾脏病的发生往往是因为肾的阴阳动态平衡被打破。瘀血、湿热等均可使人体正常的阴阳动态平衡破坏，脏腑功能失调。故"治病求本"即通过调节阴阳使其恢复动态平衡，肾阴亏虚应以六味地黄丸联合黄芪颗粒，补肾阳不足以金匮肾气丸联合黄芪颗粒。现代研究发现，黄芪可以通过调节免疫，调节电解质紊乱，利尿排钠，减少蛋白尿，降低高血脂，延缓肾脏纤维化，抗炎，抗氧化，抗凋亡等来治疗慢性肾脏病。

（二）"治本当缓，治标当急"与中成药联合或序贯治疗慢性肾脏病

《灵枢·百病始生》曰："风雨寒热，不得虚，邪不能独伤人……两虚相得，乃客其形。"《素问》曰："正气存内，邪不可干""邪之所凑，其气必虚"。说明外邪致病，

没有本虚就不会发生。刘宝厚教授提出"标本兼治，祛邪为主"的慢性肾脏病治疗原则。沈金峰等提出慢性肾脏病以虚为本，多见脏腑功能亏虚，恢复脏腑功能，应遵守"治本当缓，治标当急"的原则。黄春林教授主张应用大黄复方制剂灌肠来缓下浊毒，从而恢复脾胃气机升降，起到"祛邪扶正、降浊保肾"的作用。临床可用中成药肾炎康复片、肾衰宁、尿毒清颗粒等标本兼治，这些药物在改善肾功能、降低尿蛋白、改善肾性贫血，纠正脂质代谢、钙磷代谢紊乱，阻止肾小球硬化和肾间质纤维化等方面均有作用靶点。也可先用血尿安胶囊、黄葵胶囊、肾康注射液、肾康栓等治标，再用金水宝、百令胶囊、益肾补气强身茶等治本，序贯用药。不可过早用补药，因为单用、早用扶正则易助邪之长，闭门留寇，滥用祛邪则易伤脾胃正气，邪实肆虐。若有情志不遂，序贯使用逍遥丸或四逆散；平素易感，用玉屏风；小便不利，用五苓胶囊；大便秘结、失眠，用益肾补气强身茶；视物昏花，用杞菊地黄丸。

三、小结

随着中成药产业的不断壮大和临床中药学的不断发展，中成药肾康注射液、肾康栓、金水宝胶囊、肾衰宁、肾炎康复片、尿毒清颗粒、黄葵胶囊等在慢性肾脏病中的运用越来越多，也显示了很好的疗效。循证医学也证明中成药辨证使用对慢性肾脏病3～4期患者在保护肾功能、减少尿蛋白、降低证候积分方面优于经验用药治疗。宋光明等早前提出了慢性肾脏病中医一体化序贯防治思路。故在西医基础治疗的基础上，坚守肾虚、湿热、瘀血等中医病机，权衡扶正与祛邪的关系，将辨证和辨病相结合，联合或序贯使用中成药治疗慢性肾脏病，能有效延缓肾脏替代治疗时间，减轻患者负担，提高患者生活质量。

参考文献：略。

（周杨晶）

从"气、痰、瘀、虚"论治甲状腺结节临证经验

甲状腺结节是甲状腺细胞在局部异常生长所引起的散在病变。部分患者可能出现颈部紧缩、咽部异物感、胸闷、易怒或抑郁等症状，是内分泌科的常见病、多发病。随着现代生活节奏的加快和对健康体检的重视，甲状腺结节的发病率和检出率日益上升，但大多为良性，5%～15%为恶性。中医认为，人体正气不足，病邪乘虚结聚于脏腑经络，导致气滞、痰凝、血瘀等病理变化，酿成甲状腺结节，故从"气、痰、瘀、虚"论治甲状腺结节，效果显著。

一、中医病名

中医对甲状腺结节的名称无明确记载，根据症状和特点应属"瘿病"范畴。"瘿"首见于《庄子·德充符》。《外台秘要》曰："瘿病者，始作与瘿核相似。其瘿病喜当颈下，当中央不偏两边也"，指明了病位；《圣济总录·瘿瘤门》："石瘿、泥瘿、劳瘿、忧瘿、气瘿，是为五瘿。石与泥则因山水饮食而得之。忧劳气则本于七情"。指出瘿病与环境、饮食、七情息息相关，与现代病因相同；"又此疾妇人多有之，缘忧患有甚于男子也"，说明女性较易男性发病，与流行病学研究一致；陈无择《三因极一病证方论·瘿瘤证治》

将瘿病分为石瘿、肉瘿、筋瘿、血瘿和气瘿"五瘿"。并指出："五瘿皆不可妄决破，决破则脓血崩溃，多致夭枉。"林珮琴《类证治裁》载："筋瘿者宜消瘿散结，血瘿者宜养血化瘿，肉瘿者宜补气化瘿，气瘿者宜理气消瘿，石瘿者宜软坚散结。"指出瘿病的治疗方法。故甲状腺结节属中医"瘿病"范畴。

二、病因病机

《吕氏春秋》曰："轻水所，多秃与瘿人。"《诸病源候论·瘿候》曰："诸山水黑土中，出泉流者，不可久居，常食令人作瘿病，动气增患。"指出甲状腺结节的发生与水土、环境、情志相关；《严氏济生方》曰："夫瘿瘤者，多由喜怒不节，忧思过度，而成斯疾焉。大抵人之气血，循环一身，常欲无滞留之患，调摄失宜，气凝血滞，为瘿为瘤。"《外科正宗》曰："夫人生瘿瘤之症，非阴阳正气结肿，乃五脏瘀血、浊气、痰滞而成。"说明气郁、痰凝、血瘀是其主要的病因病机。

（一）气滞

中医学认为甲状腺结节的病因与情志密切相关，肝主疏泄，调畅气机，《灵枢·经脉》曰："肝足厥阴之脉……循喉咙之后，上入颃颡。"肝气不舒，气机不畅则发病，正如《丹溪心法·六郁》曰："气血冲和，万病不生……故人身诸病，多生于郁"。

（二）痰凝

《金匮要略》曰："见肝之病，知肝传脾……"肝属木，脾属土，肝旺则乘脾土，导致脾胃功能虚弱，脾主运化，为气血生化之源，"脾为生痰之源"，脾虚则运化失常，易生痰湿。

（三）血瘀

脾主输布津液，脾虚则水谷精微输布异常，加之肝之气机不畅，最终导致气机郁滞，津凝痰聚，痰气搏结于颈前，气为血帅，气行则血行，气滞血亦滞，痰气凝滞则瘀血内阻，终致痰瘀互结，日久则血脉瘀阻。

（四）正虚

疾病的发生往往与正虚密切相关，正如《素问》云："正气存内，邪不可干""邪之所凑，其气必虚"。甲状腺结节的发生正是人体正气虚弱，病邪乘虚而入，结聚于脏腑经络而导致的，而正虚以脾虚为主，脾虚则气、痰、瘀、虚合而为患，发为甲状腺结节。

三、治法治则

甲状腺结节以气滞、痰凝、血瘀、正虚为主要病机，从"气、痰、瘀、虚"论治，以"疏肝解郁、化痰软坚、活血消瘿、健脾助运"为法。

（一）疏肝解郁

肝主疏泄，喜条达。情志不畅则肝失条达，气机郁滞，津液不能正常循行输布，气滞壅结于颈前则发为甲状腺结节。"木郁达之"，治宜调畅气机、疏肝解郁，无郁滞则杜生痰湿、瘀浊之因。常用北柴胡、佛手、香附、郁金、香橼、玫瑰花等疏肝理气之品。

（二）化痰软坚

气滞则津液不布，凝聚成痰，痰浊是瘿病形成过程中的病理产物，因此，化痰软坚是治疗瘿病必不可少的，"咸能软坚"，常用陈皮、法半夏、茯苓、胆南星、夏枯草、鳖甲、浙贝母、牡蛎。

（三）活血消瘿

气滞痰凝日久，痰气搏结，则气滞血瘀，痰瘀互阻，气滞、痰浊、血瘀交互为患，故瘿肿较硬，肿块经久不消，活血消瘿，方能驱除病邪。常用莪术、丹参、赤芍、三棱、皂角刺、土鳖虫等活血消瘿。

（四）健脾助运

"脾胃一病，百病丛生"，脾失健运，中焦运化失常，津液失其输布，则痰湿内生，痰性黏滞，易阻气血，可致气滞血瘀，气、痰、瘀搏结于颈部而成甲状腺结节。《医宗必读》曰："积之成者，正气不足，而后邪气踞之"，治当健脾助运，使水湿运化，津液输布，则无痰邪留着之患。常用党参、黄芪、太子参、茯苓、白术、山药等。

四、典型案例

周某，男，35 岁，2020 年 3 月 19 日初诊。

主诉：体检发现右侧甲状腺结节 8 月。病史：患者于 2019 年 7 月 3 日单位体检发现甲状腺右侧叶一实性结节，大小约 4.6 mm × 3.4 mm，与周围组织分界清楚，实质回声分布均匀。彩色多普勒血流图内未见明显异常血流信号。甲状腺功能及其他实验室检查无异常。患者自诉平素大便溏，小便黄，精神、胃纳、睡眠可，咽痒，痰多。现舌淡红，苔白腻，脉弦数。

西医诊断：甲状腺结节。

中医诊断：瘿病。

辨证：脾虚，肝郁气滞，痰瘀互结证。

治法：疏肝健脾、化瘀祛痰、软坚散结。

处方：北柴胡 12 g，香附 15 g，郁金 15 g，陈皮 15 g，法半夏 12 g，茯苓 15 g，海藻 30 g，牡蛎 20 g，鳖甲 20 g，土鳖虫 15 g，莪术 20 g，夏枯草 20 g，浙贝母 15 g，胆南星 12 g，黄芪 30 g，太子参 30 g，木香 15 g。水煎服，2 日 1 剂，每日 3 次，每次 150 mL，共 6 剂。嘱心平气和，合理起居，清淡饮食，忌辛辣肥甘厚味。

2020 年 4 月 24 日二诊：服上方 6 剂后，痰少，胁下有疼痛，大便可，小便可，舌淡红，苔薄白，脉可。上方加香橼 15 g，3 剂，做成丸药，继续服 1 个月。

2020 年 9 月 27 日单位体检：彩超示双侧甲状腺基本对称，大小正常，回声分布均匀，未见明显包块显像。嘱每年体检复查，心平气和，合理起居，清淡饮食，忌辛辣肥甘厚味。

按：患者生活工作压力大，易怒，引起内分泌紊乱，免疫功能失调。患者素体脾虚，情志不畅，脾失于健运，肝失于条达，导致津液不能正常循行输布，进而气滞、痰凝、血瘀等病理产物壅于颈前，日久则为甲状腺结节。患者表现为虚实夹杂之候，虚为脾虚，实为气郁、痰凝、血瘀。故采用北柴胡、香附、郁金疏肝理气；陈皮、法半夏、茯苓、夏枯草、胆南星等清热、化痰消瘿；浙贝母、牡蛎、鳖甲、海藻化痰软坚，散结通络；土鳖虫、莪术行血破瘀，软坚除瘿；"积之成者，正气不足，而后邪气踞之"，遂加益气健脾之品黄芪、太子参、木香，诸药配伍，使本固、气顺、痰散、血行，共同达到健脾疏肝解郁，散结消瘿的作用，临床效果

五、讨论

甲状腺结节现代认为致病原因较多，与放射线、碘摄取、自身免疫、遗传等因素相关，女性患者大概为男性患者的4倍。临床上可将其大致分为良性甲状腺结节和甲状腺癌。发现甲状腺结节后，结合患者的症状、体征、化验、影像学和病理学检查等结果以明确甲状腺结节性质，对指导治疗具有重要意义。单纯的西医治疗有一定的局限性，创伤大，复发率高，影响甲状腺功能，采用在西医诊断基础上加用中医辨证施治效果显著。

甲状腺结节常分为气滞痰凝、气血瘀结、痰瘀互结、肝郁化火、阳虚痰凝、毒瘀内结、正虚血瘀、阴虚阳亢、气阴两虚等证。阮国治教授认为甲状腺结节发病以肝郁、脾虚为本，气滞、痰凝、血瘀为标，治以疏肝解郁、固护脾胃为法，佐以软坚散结、活血化瘀之品。王旭教授剖析痰与甲状腺结节的关系，以化痰软坚为大法，用理气化痰、健脾化痰、滋阴化痰、温阳化痰、活血化痰等法辨证施治，疗效满意。吴敏教授认为甲状腺结节的首要问题是明辨良恶性，对于恶性结节则先行手术治疗，术后中西医配合缓解亚临床甲亢状态。对于良性结节，以疏肝解郁为主，根据甲状腺B超结果，囊性为主者给予利水渗湿之药，如生姜皮、大腹皮、茯苓皮等；实性为主且伴有微钙化者给予皂角刺、浙贝母、水蛭、僵蚕等化痰散结、虫类药物；囊实混合者以自拟方加减。支颖川认为甲状腺结节的发生，与情志、饮食、水土相关，肝郁不舒、脾失健运是核心病机，气滞、痰凝、血瘀是基本病理变化，气虚、阴虚是发病之本，治疗以疏肝理气、理脾助运为主，用健脾化痰、清肝化痰法，配合活血化瘀、滋阴降火等。《寿世保元·瘿瘤》云："瘿瘤之患，如调摄失宜，血凝结皮肉之中，忽然肿起，状如梅子，久则滋长。"故嘱其保持情绪稳定，少食辛辣刺激之物，规律饮食，定期检查，也十分必要。总之，甲状腺结节的治疗须辨病与辨证相结合，强调扶正，重视个体化治疗，注重预防与调护。

六、结论

甲状腺结节是内分泌科常见病，多数患者无症状。随着人们对甲状腺结节认识的逐渐提高、检测手段的不断进步，该病的预防及治疗受到越来越多的重视。中医从"气、痰、瘀、虚"论治本病具有良好的效果，值得推广。

参考文献：略。

（周杨晶）

补肾健脾活血法研究进展

脾为气血生化之源，主运化、升清和统摄血液。脾将水谷化为精微，供五脏六腑维持正常的功能活动。脾主升提，以维持机体内脏的正常位置。脾能统摄、控制血液，使血液正常地循于脉内，而不溢出脉外。肾藏精，主生长、发育与生殖。肾主水液，主纳气。肾除藏有精气外，还有肾阴和肾阳。肾阴对机体起滋养和濡润作用，肾阳对机体起温煦和推动作用。脾为后天之本，肾为先天之本。先天促后天，后天养先天，相互滋助和相互促进。《脾胃论》曰："若胃气之本弱，饮食自倍，则脾胃之气既伤，而元气亦不能充，而诸病之所由生也。"因此，肾或脾的不足都会引起五脏六腑诸多问题。《医林改错》云："元气既虚，必不能达于血管，血管无气，必停留而瘀。"久病必瘀，久病必虚，脾肾不足可致瘀，而瘀又可加重脾肾虚，肾虚、脾虚、血瘀三者互相影响。脾肾不足为本，血瘀为标，肾虚、脾虚、血瘀是许多疾病的共同病机之一，针对这一病机，采用补肾健脾活血法治疗都可达到标本兼治、一举多得的目的。

一、补肾健脾活血法与骨质疏松

骨质疏松症是以骨量减少，骨组织显微结构退化为特征，骨的脆性增高，易于骨折的一种全身性骨骼疾病。肾主骨生髓，骨的生长发育、强劲衰弱都与肾精的盛衰密切相关。脾虚则气血生化无源，影响肾精的充盛。气血不足则易血滞成瘀，绝经后骨质疏松症以肾虚为主要病机，以脾虚为重要病机，以血瘀阻络为标。潘贵超等的临床研究表明补肾健脾活血法治疗肾虚血瘀型原发性骨质疏松症疗效确切。刘磊等自拟益肾健脾活血方联合西药治疗原发性骨质疏松症能够缓解疼痛，改善肢体活动功能，提高骨密度，调节血清骨碱性磷酸酶和抗酒石酸酸性磷酸酶 5b 水平。总之，骨质疏松症以肾虚为本，脾虚为标，血瘀为病理产物和加重因素，应用补肾健脾活血法是治疗骨质疏松症的有效方法。

二、补肾健脾活血法与肾病

慢性肾炎是导致慢性肾衰竭的主要原因。采用补肾健脾活血方治疗慢性肾炎效果良好。郑新认为脾肾亏虚为慢性肾衰竭之根本，当以补肾健脾为重，并将活血化瘀贯穿治疗的始终。张秀娟等发现补肾健脾活血法可使慢性肾衰竭患者血肌酐、尿蛋白均明显下降，血红蛋白、红细胞、血浆白蛋白明显增加。王素芹等发现补肾健脾活血法可使慢性肾炎患者中医证候积分、24 小时尿蛋白减少，血尿素氮、血肌酐明显降低，血清层粘连蛋白、IV型胶原、肿瘤坏死因子 $-\alpha$ 均下降。赵翠等发现补肾健脾活血中药方可以显著改善不典型膜性肾病患者血液高凝状态。总之，补肾健脾活血法可有效降低肾病患者尿蛋白，改善患者肾功能，是治疗肾病的有效方法，联合西药时效果更佳。

三、补肾健脾活血法与糖尿病

糖尿病是一种由于胰岛素分泌不足和靶细胞对胰岛素的敏感性降低而引起的疾患，属中医学"消渴"范畴。中医治糖尿病多从"阴虚燥热"立论，治以"滋阴清热"为法。但崔云竹等认为糖尿病以补肾健脾为治本之法，同时注意健脾益气、健脾运中、滋养胃阴、活血化瘀等常法。李金磊的研究表明补肾健脾活血汤治疗 2 型糖尿病合并骨量减少有着显著的疗效。

四、补肾健脾活血法与妇科病

妇科病的发生往往由脾肾两虚引起，脾虚则运化无权，肾虚则气化失司，血行瘀滞则瘀血内生，故补肾健脾益气是治疗大法，活血化瘀贯彻始终。补肾健脾活血汤治疗多囊卵巢综合征效果明显，能有效降低患者血清雌酮与雌二醇比值、黄体生成素与卵泡刺激素比值。王采文用孕前健脾补肾，调补冲任以固根本，孕后补肾养血活血安胎以固胎元之补肾健脾活血法提高复发性流产的治愈率，疗效满意。补肾健脾活血中药可改善子宫切除术后的卵巢功能。补肾健脾活血法可以提高超排卵状态下子宫内膜白血病抑制因子 mRNA 的表达水平，改善超排卵状态下子宫内膜的容受性，显著提高辅助生殖的成功率。对于更年期综合征，补肾健脾活血方药疗效明显。

五、补肾健脾活血法与慢性阻塞性肺疾病

慢性阻塞性肺疾病的病位在肺，但不及时治疗则会由肺

逐渐蔓延到脾，再由脾蔓延到肾，导致肺、脾、肾气亏虚，病程较长，故用补肾健脾活血法来治疗，能有效缓解患者病情，改善患者呼吸功能，提高患者免疫力。吕代雄应用补肾健脾活血法治疗慢性阻塞性肺疾病稳定期效果明显。以补肾健脾活血法为组方原则的补肾益金汤可以通过调节免疫功能来治疗慢性阻塞性肺疾病。补肾健脾活血法治疗耐药菌感染呼吸机相关性肺炎总有效率为 86.67%，治疗后白细胞、超敏C 反应蛋白、血小板压积、中医证候积分、临床肺部感染评分（CPIS）均下降（$P < 0.05$）。

六、补肾健脾活血法与男性不育

男性不育症发病率逐渐增多，脾肾两虚夹血瘀是男性不育症发病的重要病机。补肾健脾活血法兼补先后二天，通补合用，标本兼治。补肾健脾活血法可通过影响下丘脑—垂体—性腺轴和抗氧化等来改善生精环境，改善精子质量。秦国政等提出"脾肾两虚夹瘀"是无症状性弱精子不育症基本病理变化。临床可选用健脾、补肾、活血方药加减化裁治疗，可选补中益气丸合五子衍宗丸加活血剂、十全大补丸合五子衍宗丸加活血剂、聚精助育汤等。

七、其他

沈均等采用补肾健脾活血法治疗 50 例慢性乙型肝炎，结果显示患者血清透明质酸、层粘连蛋白、Ⅲ型前胶原和Ⅳ型胶原均有下降，脾脏厚度和门静脉直径缩小，肝功能指标改善。黄峰的研究说明补肾健脾活血法对肝硬化失代偿期患者腹水再发有较好的预防作用。补肾健脾活血法还是临床治疗颈椎病的有效方法之一，查纬民从虚瘀论治颈椎病。陈苏宁教授运用益气健脾、活血祛瘀法，创立多种方剂，治疗高脂血症疗效满意。

八、结论

综上所述，脾为后天之本，肾为先天之本。先天之肾虚可导致后天之脾虚，脾虚又可加重肾虚，脾肾两虚，气血不行，瘀而阻滞，造成血瘀，脾肾失养，瘀虚互结，肾虚、脾虚、血瘀三者互相影响。补肾健脾活血法治疗骨质疏松、肾病、糖尿病、妇科疾病、慢性阻塞性肺疾病、男性不育、乙型肝炎、腹水、颈椎病、高脂血症等疾病具有良好的疗效。虽然病种繁多，证候各异，但因肾虚、脾虚、血瘀是共同病机之一，故采用补肾健脾活血法进行治疗效果明显，反映了中医"辨证论治""异病同治"的特点。

参考文献：略。

（周杨晶）

中医药治疗痛经的研究进展

痛经是指妇女经期或行经前后，周期性出现小腹痉挛性疼痛，或坠胀感，或痛引腰骶，严重时伴有恶心、呕吐、肢冷等症状，甚至剧痛、晕厥的现象。中医将痛经称为"经行腹痛""月水来腹痛""妇人血气痛"等。西医将痛经分为两类：生殖器官无明显器质性病变的痛经，即原发性痛经，多见于青春期少女；由生殖器官疾病引起的痛经，即继发性痛经，如子宫内膜异位症、子宫腺肌病、盆腔炎等病变引起的痛经，多见于孕龄妇女。西医治疗主要用前列腺素合成酶抑制剂或钙离子通道阻滞剂来减少子宫收缩以止痛，但具有较大的副作用。中医药对痛经有良好的治疗作用。

一、中医对痛经的认识

痛经最早见于《金匮要略·妇人杂病脉证并治》曰："带下，经水不利，少腹满痛，经一月再见者。"《诸病源候论》曰："妇人月水来腹痛者，由劳伤血气，以致体虚，受风冷之气，客于胞络，损冲、任之脉，手太阳、少阴之经。"提出了痛经的病因病机。《景岳全书》曰："经行腹痛，证有虚实。实者或因寒滞，或因血滞，或因气滞，或因热滞；虚者有因血虚，有因气虚。"指出了痛有虚实之分。痛经的发生还与冲任、胞宫的周期性变化相关。经期前后气血变化、情绪波动、起居不慎或外邪侵入等都会导致冲任失调，胞宫受阻，以致"不通则痛"；先天肾气不足、久病房劳多产、行经之时冲任气血亏虚，胞宫失于濡养，而"不荣则痛"。总之，中医对痛经的认识不外乎虚实两大类。

二、痛经的辨证论治

辨证论治是中医治疗痛经的根本方法。痛经的辨证首分虚实。虚证多为"不荣则痛"，因素体虚弱、房劳、久病、失血等导致肝肾亏虚、精血不足、冲任失养而痛经。实证多为"不通则痛"，因情志抑郁，或因受寒，或因子宫内膜异位症、子宫腺肌病、盆腔炎、经期感染等导致。胥京生认为痛经病机在于邪气内伏或精血素亏，更值经期前后冲任二脉气血变化急骤，导致胞宫气血运行不畅，"不通则痛"，或胞宫失于濡养，"不荣则痛"，将痛经辨证分为肾虚血瘀、气滞血瘀、气虚血瘀、痰瘀互结、寒凝血瘀、湿热瘀阻等六型，辨证施治之，效果显著。曹莉莉等发现虚证痛经，多因卵巢功能下降而致小腹绵绵作痛，伴月经失调，多辨证为肝肾亏损，用补肾调冲法治疗效果较好。梁文珍教授认为实证痛经病机核心是胞脉瘀滞，不通则痛，以化瘀、消癥、攻伐为法，用梁氏自拟化癥汤，效果显著。

三、痛经的分时治疗

根据痛经在月经前后发生的时间不同，将痛经分为经前期痛经、经期痛经和经后期痛经三类，并根据其病因病机的不同来进行治疗的方法称分时治疗。杨芳艳等认为经前期痛经多因感受外邪或肝郁气滞等造成不通则痛，多属实证，方用丹栀逍遥散、温脐化湿汤加减；经期痛经多因经期气血虚，感受寒气，寒气客于冲任而发，或者情志不调，肝郁克脾土而腹痛，方用加味四物汤、膈下逐瘀汤等；经后期痛经多因经后期气血虚无以濡养冲任而发，多属虚证，方用调肝汤、归地芍药汤、八珍汤等。现代研究表明丹栀逍遥散可改善卵巢多囊样变，降低多囊卵巢综合征高雄激素血症大鼠血清雄激素和瘦素水平；温脐化湿汤对痛经评分、排卵痛视觉模拟评分法（VAS）及疼痛持续时间、血清糖类抗原125水平等都有显著影响；加味四物汤能明显延长小鼠断头张口喘息时间和提高小鼠扭体反应抑制率；穴位贴敷联合膈下逐瘀汤能改善原发性痛经气滞血瘀证患者的痛经症状，并降低前列腺素 $F_2\alpha$ 水平；八珍汤可降低痛经患者经期小腹坠胀、乳房胀痛、腰酸临床症状评分，具有良好的止痛作用。

四、痛经的分期治疗

根据"急则治其标，缓则治其本"的原则和月经周期不同阶段，冲任、胞宫阴阳盛衰变化，证候属性各有不同，而对痛经进行分阶段治疗的方法称痛经的分期治疗。

（一）原发性痛经的分期治疗

黎烈荣认为原发性痛经常见于"二七"至"四七"的女性，肾中精气逐渐充盈，癸水日渐滋长之际，病机以脾肾不足为本，气滞、血瘀、寒凝为标，非经期用健脾、滋肾、养血法，经期用理气活血、温阳止痛法。陈莹教授认为原发性痛经病位在冲任、胞宫，病性多属本虚标实，用自拟经痛汤加减，平时重本，发时急治标。张晋峰认为原发性痛经病机以脾胃虚弱为本，寒凝血瘀为标，主张分期论治，非经期健运脾胃固中州以治其本，经前期及经期因势利导祛寒瘀以治其标。

（二）继发性痛经的分期治疗

因子宫内膜异位症、子宫腺肌病、盆腔炎、经期感染等导致的继发性痛经，分期治疗更是治疗策略。胡敏等据"急则治其标，缓则治其本"的原则，对子宫内膜异位症痛经用分期治疗，经前期及行经期理气活血、化瘀止痛，拟化瘀止痛方，经后期用化瘀消瘕方，其效果优于单纯服用米非司酮。韩冰认为子宫内膜异位症痛经病机的关键是痰、气、瘀，治以行气化瘀、缓急止痛为法，经期主方北柴胡、乌药、延胡索、沉香、川楝子、白芍、甘草，非经期主张治本为主，以化瘀软坚、消痰散结为治疗大法，多以丹参、皂角刺、浙贝母、三棱、莪术、夏枯草、海藻等药加减。夏亲华教授认为子宫内膜异位症痛经以肾虚为本，瘀血为标，肝郁为重要因素，治以补肾健脾为根，活血祛瘀为主，辅以疏肝理气，用自拟"内异症痛经方"和"行经止痛方"序贯治疗，并结合外治法，临床验效颇多。

裘笑梅针对子宫腺肌病痛经瘀热互结、蕴阻胞脉的病因分期治疗，行经期用活血祛瘀、行气止痛之法，月经后期则以清化逐瘀、软坚散积之法，月经前期（月经来潮前）以养血活血、温肾通络为法，效果佳。其传人张萍青教授进一步提出"肾虚肝郁，瘀毒互结"为子宫腺肌病痛经主要病因病机，肾虚为本，瘀毒为标，经期祛瘀止痛，非经期温肾祛瘀清毒。于红娟认为子宫腺肌病痛经证属肾阳不足、瘀血内结，提出温阳化瘀之法，经期治疗以活血祛瘀、温经暖宫为主，重用延胡索 12～15 g，并酌加控制痉挛、安定心神之品全蝎、钩藤、茯苓、琥珀等，非经期以补肾温阳、化瘀消癥为要。陆启滨教授认为子宫腺肌病痛经本为冲任不足，脾肾阳虚，标为胞宫气滞、寒凝、湿热、血瘀，临床治疗非经期着重温肾助阳、健脾益气以固其本，行经期温经散寒、化瘀止痛或清化湿热以治其标。

夏桂成认为盆腔炎痛经的治疗必须以扶正为主，兼以祛邪，采用补肾调周期法，行经期拟疏肝理气、活血通络，经后期滋肾养血，排卵期滋肾助阳、调气和血，经前期滋肾助阳，各期均佐以清利湿热之品，效果明显。刘子浞认为子宫内膜异位症、盆腔炎等所致的痛经有气滞血瘀、寒凝血瘀、肝郁血热、湿热下注等证型，治疗上谨守病机，注重用药的时效性，分步骤治疗，收效明显。

五、小结

中医药治疗痛经，有良好的临床效果。中医对痛经的认识不外乎虚实两类，辨证论治是中医治疗痛经的根本方法，分时治疗和分期治疗是治疗痛经的重要策略。其根本是谨守病机、分清虚实、随证变通、遵循"治病必求其本"之大法标本兼治。对于由子宫内膜异位、子宫腺肌病、盆腔炎等引发的继发性痛经，采用分期治疗，效果更显著，值得借鉴。

参考文献：略。

（周杨晶）

第四部分　医案整理

小蓟饮子加减治疗尿路感染一例

黄某，男，46岁，2018年3月5日初诊。

2月8日查尿常规示隐血（++），红细胞计数升高，予抗生素、前列舒通胶囊治疗无效。现症见右睾丸增大、疼痛，夜尿次数多，小便色深，量正常，口干，舌尖红，苔薄黄，左脉滑，右脉细。

西医诊断：尿路感染。

中医诊断：淋证。

辨证：湿热蕴结下焦。

治法：清热通淋、凉血止血。

处方：萹蓄15g，瞿麦15g，川木通9g，栀子12g，车前草30g，金钱草30g，黄柏10g，大蓟15g，小蓟15g，白茅根30g，侧柏叶15g，橘核30g，荔枝核30g。3剂，水煎服，每日1剂。

二诊：3月9日，睾丸疼痛好转，苔黄腻，脉滑细。

处方：萹蓄15g，瞿麦15g，川木通9g，栀子12g，车前草30g，金钱草30g，黄柏10g，大蓟15g，小蓟15g，白茅根30g，侧柏叶15g，橘核30g，荔枝核30g，猪苓15g，茯苓15g，泽泻15g。5剂，水煎服，每日1剂。嘱服前方后去橘核、荔枝核，加阿胶10g，继续服5剂而愈。

按：尿路感染属中医"淋证"范畴。本案患者因湿热下注膀胱，热甚灼络，迫血妄行，故见尿频、尿血诸症。《诸病源候论》提出"诸淋者，由肾虚而膀胱热故也"。方用小蓟饮子加减，橘核、荔枝核散结止睾丸痛。反复尿路感染，多有过用清热利水通淋药物之嫌，日久则阴伤更重，故后期投滋阴之品，又恐湿热之邪胶着难化，唯有清热利水通淋与益气养阴二法同用，猪苓汤既能疏泄下焦之湿热浊邪，又能滋阴润燥，补益肾中真阴，正切合病机，清热利湿的同时滋养肾阴，诸药配合，则水湿去，邪热清，阴血复，诸症自解。阿胶为佐，全方清热利水养阴，祛邪而不伤正，故收到较好疗效。

（陈国强医案，周杨晶整理）

沙参麦冬汤加减治慢性咽炎一例

廖某，男，31岁。2018年3月5日就诊。

近日咽炎复发。现咽疼痛，扁桃体肿大，口干，舌红少津，有裂纹，苔薄白，脉细。

西医诊断：慢性咽炎。

中医诊断：慢喉痹。

辨证：肺阴不足。

治法：养阴、清肺、利咽。

处方：北沙参30g，麦冬15g，天冬15g，天花粉30g，玉竹15g，桑叶10g、白扁豆10g，桔梗12g，玄参20g，大青叶15g，板蓝根30g，川射干12g，马勃10g，甘草6g。5剂，水煎服，每日1剂。

按：慢性咽炎是指咽黏膜、黏膜下及淋巴组织的慢性炎症，是咽部最常见的疾病。表现为咽痛、咽部红肿、咽部异物感等，中医称为"慢喉痹"。病位在肺、脾、肾及胃，病因外感、内伤俱有，终其病因，离不开津液亏虚。咽喉为气息出入之通道，为肺、胃之门户，其位置表浅，若人体正气不胜邪，则咽喉首当其害。无论是气候骤变，肺卫失固，咽喉为风邪所中；或是饮食不节，脾胃虚弱，咽喉失养；还是温热病后，耗伤阴液，咽喉失于滋养等，都会发为喉痹，失治则为"慢喉痹"。本案证属风热袭肺，肺宣降功能失司，口、咽喉处及全身津液无法及时补充，而致津亏，治疗用沙参麦冬汤加减。麦冬、北沙参宣肺益胃、养阴生津；天冬、玉竹、天花粉生津润燥；桑叶轻宣燥热；白扁豆、甘草益气培中；扁桃体肿大，加桔梗、玄参、大青叶、板蓝根、川射干、马勃等清热解毒。实际临床中若伴咳嗽咯痰者，加前胡、苦杏仁、桔梗、款冬花等清肺止咳；若感受风寒之邪，加麻黄、紫苏叶等宣肺解表散寒，加苍耳子、辛夷、白芷等通鼻窍；脾虚者加补中益气汤；肝郁者加半夏厚朴汤；也可序贯治疗。

（陈国强医案，周杨晶整理）

沙参麦冬汤加减治咳嗽一例

李某，男，退休人员，2018年3月7日初诊。

咳嗽，胸闷，痰难咯出，伴失眠多梦，眩晕，乏力，手心热，身不热，眼干，鼻干，咽干，舌红，苔黄腻，脉弱。

西医诊断：急性支气管炎。

中医诊断：咳嗽。

辨证：气阴不足。

治法：益肾养阴、化痰止咳。

处方：北沙参30 g，麦冬20 g，天冬20 g，天花粉30 g，玉竹15 g，桑叶12 g，枇杷叶12 g，白扁豆12 g，浙贝母10 g，紫菀10 g，款冬花10 g，桔梗12 g，苦杏仁10 g，黄芩12 g，川党参30 g，黄芪30 g，太子参30 g，青蒿12 g，地骨皮12 g，甘草6 g。2剂，水煎服，每日1剂。

二诊：3月9日。诸症好转，干咳少痰，咽痛，舌红，苔黄腻，脉细弱，去党参、青蒿、地骨皮，加玄参、川射干、马勃。3剂愈。

按：咳嗽分为内伤咳嗽、外伤咳嗽。刘完素《素问病机气宜保命集》："咳谓无痰而有声，肺气伤而不清也。嗽是无声而有痰，脾湿动而为痰也。咳嗽谓有痰而有声，盖因伤于肺气，动于脾湿，咳而为嗽也。"故肺气不清，失于宣肃，上逆作声，损伤肺气，迁延不愈，造成肺阴亏虚型咳嗽。本患者平素体虚，正气不足，祛邪无力致风热之邪不外散而入里，暗耗营阴，肺气损伤，终致气阴俱损，更无力祛邪，致病程缠绵。故组方中以川党参、黄芪、天冬、太子参，沙参麦冬汤补大伤之气阴，加浙贝母、紫菀、款冬花、桔梗、苦杏仁、黄芩等清热化痰止咳，加青蒿、地骨皮清虚热治标。

（陈国强医案，周杨晶整理）

三仁汤加减治多汗症一例

韩某，男，22 岁，2019 年 2 月 8 日初诊。

手足心容易出汗，现症为口干，烦躁，小便黄，大便稀，腹部不适，舌淡，苔薄白，脉数。

西医诊断：多汗症。

中医诊断：汗证。

辨证：湿热证。

治法：清热除湿。

处方：薏苡仁 30 g，砂仁 5 g，淡竹叶 12 g，川木通 6 g，厚朴 12 g，法半夏 12 g，陈皮 12 g，木香 12 g，莱菔子 30 g，黄连 12 g，黄芩 12 g，茯苓 15 g，泽泻 15 g，甘草 6 g。5 剂，水煎服，每日 1 剂。

二诊：出汗减少，大小便改善，上方加白术 15 g，白扁豆 10 g，增强健脾之功而愈。

按：凡阴阳失调，营卫不和，引起肌腠汗出，自汗，或盗汗，兼有兴奋、紧张，或忧思、气短、疲乏、烘热等，称为多汗症。甲亢、自主神经功能紊乱、风湿热、结核病、低血糖、虚脱、术后、大病后，大多见出汗症状。《景岳全书》说："自汗、盗汗，亦各有阴阳之证，不得谓自汗必属阳虚，盗汗必属阴虚。"何梦瑶《医碥》说："心孔汗，另处无汗，独心孔一处有汗，由思虑过多，心神浮越使然；头汗，别处无汗，热不得外越，但上蒸也……手足汗，别处无汗，脾胃之热达于四肢也；冬月足多汗，气降也，又有手足汗。"三仁汤原为湿温初起及暑湿方，本案属湿热蒸腾津液，迫使津液外出，用之疗效甚佳。以砂仁、木香芳香化湿；黄连、黄芩清热化湿；薏苡仁、淡竹叶、川木通、泽泻渗淡利湿；法半夏、厚朴、陈皮、木香、莱菔子行气宽中化湿、散结除痞；茯苓、白术、白扁豆、甘草健脾。全方除湿、清热、健脾并用，自然药到汗除。

（陈国强医案，周杨晶整理）

糖尿病性皮肤瘙痒症治验二例

医案一

唐某，女，77 岁，2019 年 3 月 8 日就诊。

既往有糖尿病史。近日来出现皮肤瘙痒、口干、口苦、大便干结等症状，舌红，苔白，脉细数。

西医诊断：糖尿病性皮肤瘙痒症。

中医诊断：风瘙痒。

辨证：阴虚风燥。

治法：滋阴、祛风、止痒。

处方：北沙参 30 g，麦冬 15 g，天冬 15 g，玉竹 15 g，女贞子 30 g，墨旱莲 30 g，生地 30 g，玄参 15 g，乌梢蛇 15 g，防风 12 g，蝉蜕 12 g，地肤子 15 g，白鲜皮 15 g，刺蒺藜 15 g，甘草 6 g。5 剂，水煎服，每日 1 剂。

服上方后皮肤瘙痒、口干、口苦、大便干结等症状消失，痊愈。

按：糖尿病性皮肤瘙痒症是糖尿病的慢性并发症之一，其发病缓慢，随着病程的延长，病情逐渐加重，该病发生率约为 2.7%，属于"痒风""风瘙痒"范畴。糖尿病患者因体内血糖高刺激皮肤发痒，或因皮肤长期处于慢性脱水状态出汗减少，皮肤干燥而发痒，病情反复发作。糖尿病属"消渴"范畴，其基本病机是阴虚为本，燥热为标。《黄帝内经》曰："诸痛痒疮，皆属于心""诸痛为实""诸痒为虚"。《诸病源候论》曰："风瘙痒者，是体虚受风，风入腠理，与血气相搏，而俱往来，在于皮肤之间。邪气微，不能冲击为痛，故但瘙痒也。"《外科证治全书》："痒风，遍身瘙痒，并无疮疥，搔之不止。"方中以北沙参、麦冬、天冬、玉竹、女贞子、墨旱莲滋阴养血，防风、乌梢蛇、蝉蜕祛风，地肤子、白鲜皮、刺蒺藜止痒，生地、玄参增水行舟治便秘，甘草调和诸药，共达滋阴祛风止痒之功效，同时治疗糖尿病之标本。

医案二

李某，女，70岁，2018年3月9日就诊。

既往有糖尿病病史，皮肤瘙痒难眠，服用止痒药（不详）效差，额头偶有红点，用药后消失，容易反复。现皮肤瘙痒，大便干，舌淡红，苔薄白，脉细。

西医诊断：糖尿病性皮肤瘙痒症。

中医诊断：风瘙痒。

辨证：气阴两虚。

治法：健脾益气、滋阴止痒。

处方：北沙参30 g，麦冬15 g，天冬15 g，天花粉30 g，玉竹15 g，石斛15 g，生地30 g，玄参15 g，黄精30 g，白术15 g，山药30 g，白扁豆12 g，太子参30 g，地肤子15 g，白鲜皮15 g，刺蒺藜15 g，蛇床子12 g，炙甘草6 g。5剂，水煎服，每日1剂。

　　按：阴虚则风从内生，血虚则肌肤失养，风胜则血燥，风动作痒。《张氏医通》云："盖治风先治血，血行风自灭也。"本案以北沙参、麦冬、天冬、玉竹、天花粉、石斛、黄精、玄参、生地滋阴，白术、山药、白扁豆、太子参健脾益气生血，既防滋腻太过碍脾之运化，又助气血津液之生化，蛇床子、地肤子、白鲜皮、刺蒺藜止痒，炙甘草调和诸药，共达健脾益气、滋阴止痒之功效。

（陈国强医案，周杨晶整理）

薏苡附子败酱散加减治疗囊肿型痤疮一例

陈某，男，22岁，2019年10月6日初诊。

面部红色囊肿伴脓疱反复发作6个月，外院中西医治疗效果不佳，现自觉瘙痒伴有轻度疼痛，手足不温，大便干结，舌暗红，苔薄黄，脉沉。

西医诊断：囊肿型痤疮。

中医诊断：粉刺。

辨证：阳虚痰瘀内结。

治法：温阳散结、清热化痰、解毒。

处方：薏苡仁40g，附子6g（先煎），败酱草15g，当归10g，浙贝母10g，川芎10g，赤芍10g，白芷10g，桔梗15g，苦杏仁12g，陈皮10g，金银花20g，乳香10g，没药10g，皂角刺10g，炙甘草10g。2剂，水煎服，2日1剂。无不适，守方4剂。

二诊：面部囊肿、脓疱改善，囊性脓疱仅余部分，治疗以温阳散结为法。

处方：薏苡仁40g，附子6g（先煎），败酱草15g，当归10g，生地12g，木香10g，桂枝9g，茯苓9g，白芍9g，干姜9g，桃仁9g，牡丹皮9g，桔梗15g，桑白皮10g，炙甘草9g。3剂，水煎服，2日1剂。无不适，守方4剂。

三诊：囊性脓疱荡然无存，有些许丘疹性红斑。

处方：薏苡仁50g，败酱草15g，当归10g，生地12g，桂枝9g，茯苓9g，桃仁9g，牡丹皮9g，桔梗15g，桑白皮10g，炙甘草9g。4剂，水煎服，2日1剂。

按：囊肿型痤疮是痤疮中较为严重的一种，多由寻常型痤疮治疗失治，毛囊处炎症未能得到有效控制，继续发展，形成大小不等暗红色炎性结节或囊肿。现代医学认为，痤疮主要因雄性激素和皮脂腺分泌增多，痤疮丙酸杆菌等微生物大量繁殖，毛囊皮脂腺导管异常角化，刺激毛囊引起炎症，还与遗传、免疫、化妆品滥用、饮食刺激和内分泌紊乱等有关。《素问·生气通天论》曰："劳汗当风，寒薄为皶，郁乃痤。"张琦《素问释义》曰："皆阳气郁所为。"姚止庵《素问经注节解》曰："烦劳气耗，体多出汗，汗则玄府开而邪易入，自宜静密谨防。如或露体当风，或当风熟睡，风乘虚入，化而为热，外又感寒，磅礴肤腠，必生皶子。皶，俗名粉刺是也。若不解散，郁积之久，不至于皶而且为痤矣。"张景岳《类经》曰："形劳汗出，坐卧当风，寒气薄之，凝液为皶，即粉刺也。若郁而稍大，乃成小疖，是名曰痤。凡若此者，皆阳气不固之使然。"说明痤疮可由阳气郁滞引起。薏苡附子败酱散出自《金匮要略》，治疗肠痈脓成证，此方加减治疗痤疮，取其温阳扶正、清热解毒之意。败酱草，《神农本草经》谓："味苦，平。主暴热，火疮，赤气，疥瘙，疽，痔，马鞍热气。"清热解毒、消痈排脓之功力胜，与薏苡仁配伍，共奏清热、排脓、消肿之功；方中配伍少量附子，意在鼓舞渐衰之正气，以利排脓消肿。处方存在"十八反"，然效专力宏，临床效果极佳，医者不可不思。

（周文瑞医案，周杨晶整理）

枇杷清肺饮加减治疗寻常型痤疮一例

安某，女，30岁，2018年8月20日就诊。

患者3月来，下颌出现片状红肿，伴脓点，用西药阿达帕林好转后又反复发作，平素容易出现口腔溃疡，大便可，小便黄，舌淡红，苔薄白，脉数。

西医诊断：寻常型痤疮。

中医诊断：粉刺。

辨证：肺胃湿热。

治法：清肺胃湿热，佐以凉血解毒。

处方：枇杷清肺饮加减。

桑白皮10g，枇杷叶10g，茯苓15g，牡丹皮15g，川木通9g，猪苓15g，炙甘草6g，黄芩10g，白术15g，白芷12g，泽泻15g，赤芍15g，天花粉30g，薏苡仁30g，白扁豆10g，白花蛇舌草20g。5剂，水煎服，每日1剂。

按：痤疮是指颜面、胸背、肩等处发生炎症性丘疹，挤之有豆腐渣样的白色粉质物质，初起为针尖大小，位于毛囊口，有的呈黑头丘疹，若继续发展可产生脓疱、结节、囊肿，甚至瘢痕。中医称为"粉刺""肺风粉刺"，俗称"酒刺"。《素问·痿论》曰"肺主皮毛"，指出许多皮肤疾病从肺论治可获良效。《医宗金鉴》曰："此证由肺经血热而成。每发于面鼻，起碎疙瘩，形如黍屑，色赤肿痛，破出白粉汁，

147

日久皆成白屑，形如黍米白屑。宜内服枇杷清肺饮，外敷颠倒散，缓缓自收功也。"枇杷叶、桑白皮、黄芩清肺胃湿热；川木通、猪苓、泽泻利湿，使热随小便而解；白术、茯苓、白扁豆健脾和胃；天花粉、白芷、薏苡仁消肿排脓、托毒外出；佐以牡丹皮、白花蛇舌草、赤芍凉血解毒，炙甘草调和诸药。全方清泄肺胃蕴热而顾护脾胃，"祛邪而不伤正"，则病愈也。

（陈国强医案，周杨晶整理）

归脾汤加减治睡眠障碍一例

叶某,女,41 岁,2018 年 8 月 13 日就诊。

失眠 10 余日,夜难眠,眼胀,乏力,口淡无味,容易腹泻。心电图检查,示正常。舌淡,苔薄白,边有齿痕,脉细。

西医诊断:睡眠障碍。

中医诊断:不寐。

辨证:心脾两虚。

治法:醒脾益气、养心安神。

处方:归脾汤加减。

黄芪 30 g,川党参 30 g,白术 20 g,茯苓 12 g,山药 30 g,远志 10 g,龙眼肉 12 g,木香 8 g,当归 12 g,酸枣仁 30 g,柏子仁 30 g,炙甘草 10 g。5 剂,水煎服,每日 1 剂。

按:失眠就是睡眠障碍的最基本表现,既可由精神因素诱发,也可见于其他疾病中,且与工作生活环境、日常生活习惯、年龄、受教育的程度均有密切关系。失眠属于中医学"不寐"范畴。中医认为心脾气血虚是其发生、发展的主要原因。《灵枢·营卫生会》云:"老年之气血衰,其肌肉枯,气道涩,五脏之气相搏,其营气衰少而卫气内伐,故昼不精,夜不瞑。"川党参、茯苓、白术、炙甘草、山药补益心脾之气；当归、黄芪、龙眼肉养心血，酸枣仁、柏子仁养心安神；远志宁心安神定志；木香醒脾梳理气机。全方共奏补血益气、健脾养心、安神定志之功。

（陈国强医案，周杨晶整理）

滋阴清热和胃降逆治反流性食管炎一例

张某，女，64 岁，2018 年 7 月 17 日就诊。

反复上腹痛，烧心，吞咽困难 1 年余，现住院治疗请会诊，症见打嗝，眼睛、鼻子干燥，口干，舌淡红干燥，苔黄腻，脉细弱。

西医诊断：反流性食管炎。

中医诊断：胃脘痛。

辨证：胃阴虚。

治法：滋阴清热、和胃降逆。

处方：北沙参 30 g，麦冬 20 g，生地 30 g，玄参 20 g，玉竹 15 g，黄连 10 g，陈皮 10 g，法半夏 12 g，木香 10 g，旋覆花 12 g，代赭石 10 g，白及 12 g，甘草 6 g。3 剂，水煎服，每日 1 剂。

按：反流性食管炎是指胃与食管交界处抗反流屏障功能障碍而导致的胃或十二指肠内容物反流入食管，引起食管组织黏膜炎症、糜烂、溃疡和纤维化等病变。有典型的烧心、反酸等食管内反流症状，也可有咽喉疼痛、咳嗽、哮喘等食管外表现。此病属于中医"吐酸""嘈杂""胃脘痛""噎膈""食管瘅"等范畴。西医治疗主要以抑酸剂和促胃动力剂为主。《景岳全书》云："腹满少食，吐涎呕恶，吞酸嗳气……病在脾胃。"《素问·六微旨大论》曰："出入废则神机化灭，升降息则气立孤危……是以升降出入，无器不有。"气机升降失调，阴火浊邪上逆是本病的主要原因，健脾和胃、泻火降逆、养阴清热为其治疗大法。方中北沙参、麦冬、生地、玄参、玉竹滋阴清火，黄连、旋覆花、代赭石清热降逆，陈皮、法半夏、木香和胃降逆，白及消肿生肌，治食管糜烂，甘草调和诸药，攻补兼施，亏损之营阴得养，上逆之阴火得降，诸症可愈。

（陈国强医案，周杨晶整理）

二陈汤加减治咳嗽一例

周某，女，62 岁。

10 天前淋雨后发热，自行服用酚氨咖敏片后缓解，就诊时已无发热。现夜间咳嗽，时有灰白色块状痰液，偶有乏力，无畏寒，偶有汗出，咳嗽时觉咽喉部有痒感。饮食尚可，睡眠一般。舌苔白腻，边有齿痕，脉沉细。

西医诊断：慢性支气管炎急性发作。

中医诊断：咳嗽。

辨证：痰湿蕴肺。

治法：燥湿化痰。

处方：法半夏 15 g，陈皮 15 g，茯苓 15 g，桔梗 10 g，竹茹 15 g，苦杏仁 10 g，浙贝母 10 g，薏苡仁 30 g，枳壳 10 g，干姜 10 g，紫苏子 12 g，炙甘草 10 g。3 剂，水煎服，每日 1 剂。服药 3 天后回访，症状已完全消除。

按：患者年逾花甲，平素体虚，脾虚生痰湿，蕴结于肺，外感风寒而引动痰湿，故咳嗽。发热急症易退，痰湿余邪未清，积于肺。二陈汤为祛痰止咳名方，加入苦杏仁以止咳平喘，加入干姜温中，浙贝母、竹茹、桔梗化痰，患者舌苔白腻，用薏苡仁以健脾利湿气，咳嗽 10 多天，气机升降逆乱，加枳壳、紫苏子以行气宽中。3 天已收全功。

（谈廷莹医案，谈廷莹整理）

桂枝汤加黄芩治感冒一例

李某，女，32岁。

妊娠2月，2日前因在办公室吹空调，出现头痛，四肢酸痛乏力，偶有汗出，轻微怕风。偶有咽痒，咳嗽。精神尚可，饮食一般，二便调。因妊娠不愿服用西药而来中医科就诊。舌淡红，苔薄黄，脉浮。

西医诊断：上呼吸道感染。

中医诊断：感冒。

辨证：桂枝汤证。

治法：辛温解表。

处方：桂枝15 g，白芍15 g，大枣15 g，黄芩15 g，甘草5 g。先予以2剂，嘱咐患者每剂自行加生姜10 g，每剂服2次，每次100 mL，服药后喝热粥一小碗以助药力，出微汗则停药，不必尽剂。2天后回访，服3次药得微汗，痊愈。

按：经方贵在辨证准确，方能达立竿见影之效。该患者还要考虑妊娠的因素，加黄芩安胎，经方正确地应用，是相当安全的。

（谈廷莹医案，谈廷莹整理）

知柏地黄汤加减治淋证一例

刘某，男，75岁，会东县退休教师。

7天前小便偶见淡红色，时有时无。小便时偶有尿道灼热感，自觉烦躁，焦虑，口干渴饮，手脚心发热，偶有汗出，腰部时有酸软。到某医院检查，小便见红细胞（++），肾功能及血糖均正常。患病以来睡眠差，饮食减退，大便干。现患者舌红无苔，为镜面舌，脉沉细。

西医诊断：尿路感染。

中医诊断：淋证。

辨证：肾阴虚。

治法：滋阴清热、凉血止血。

处方：知母20g，牡丹皮20g，槐花15g，生地20g，石韦20g，北沙参30g，栀子15g，黄柏15g，藕节炭15g，山茱萸15g，山药30g，泽泻10g，茯苓15g，地榆20g，白茅根15g，炙甘草10g。5剂，水煎服，2日1剂。后回访，服用7天后已无淡红尿，10天后复查尿常规均正常，余症尽除。

按：该病例为老年阴虚津亏所致，虽有尿血表象，然治病必求于本，当着力治疗津液亏虚，并辅以凉血止血，方收奇效。

（谈廷莹医案，谈廷莹整理）

155

香砂六君子汤加味治慢性胃炎一例

米某，女，43 岁，2020 年 6 月 29 日就诊。

因胃痛住院，胃镜检查显示慢性非萎缩性胃炎伴糜烂，西药治疗好转，但腹痛，请中医会诊。现上腹痛伴恶心、呕吐，食热饮食方有缓解，怕冷，舌淡，苔薄，脉沉弱。

西医诊断：慢性胃炎。

中医诊断：胃脘痛。

辨证：脾胃虚寒。

治法：温中散寒止痛。

处方：香砂六君子汤加味。

香附 10 g，木香 8 g，砂仁 6 g，川党参 30 g，山药 30 g，白术 15 g，炙甘草 10 g，干姜 6 g，法半夏 12 g，陈皮 8 g，白及 12 g，白芍 30 g。3 剂，水煎服，每日 1 剂。

按：慢性胃炎是由各种不同病因引起的胃黏膜慢性炎症性病变，是临床上较为常见的消化系统疾病，临床分为慢性萎缩性胃炎和慢性非萎缩性胃炎。现代医学治疗慢性胃炎以抑酸、保护胃黏膜、增加胃动力及调整胃肠道菌群等为主，对伴有幽门螺杆菌感染者，则应根除幽门螺杆菌。慢性胃炎属中医"胃脘痛""痞满""嘈杂"等范畴。《兰室秘藏》云："如或多食寒凉及脾胃久虚之人，胃中寒则胀满。"香砂六君子汤出自《古今名医方论》。本例用四君子汤去茯苓，加山药，取其健脾益气之功，陈皮、法半夏降逆化痰，砂仁、木香温中行气止痛，共奏益气健脾、温中行气之功。药理研究发现，其具有保护胃黏膜，调节胃肠平滑肌活动，促进胃液分泌等作用，广泛应用于各型胃炎的治疗。痛甚，加香附、白芍；伴糜烂，加白及一味；怕冷加干姜。

（陈国强医案，周杨晶整理）

三仁汤合五苓散加减治疗腹胀一例

沈某，女，50岁，2019年5月16日就诊。

因为肺部感染住院，自觉全身不适，请中医会诊。现腹胀，反酸，呃逆，多汗黏手，乏力，食少，大便黏，舌淡，苔黄厚腻，脉弱。

西医诊断：腹胀。

中医诊断：痞满。

辨证：肠胃湿热。

治法：清热利湿。

处方：薏苡仁30g，砂仁4g，白蔻仁4g，淡竹叶12g，厚朴12g，木通9g，法半夏13g，陈皮10g，木香10g，枳实15g，黄芩12g，黄连12g，茯苓15g，猪苓15g，泽泻15g，白术15g，山药30g，甘草6g。3剂，水煎服，每日1剂。

按：腹胀是临床常见病证，它是患者感觉腹部胀满的症状，属中医的"气胀""痞满"等范围。腹胀之证主要因生活、饮食无规律，伤及脾胃而致。脾胃主受纳、运化，脾胃受损则功能失调，使气机受阻，故脘腹胀满。水湿内停，小肠受盛及大肠传导失常，则大便溏稀。若湿邪日久化热，湿热内阻，则大便干或者大便不爽。

　　本案用木香、砂仁、薏苡仁、白蔻仁、茯苓、陈皮、法半夏、甘草、白术、山药等健脾利湿，加猪苓、泽泻、淡竹叶、木通等增强利湿之功，厚朴、枳实除胀满，黄芩、黄连清热燥湿，使脾得健，湿热得除，气机得畅，故治脾虚、湿热之腹胀效果显著。

（陈国强医案，周杨晶整理）

生脉散合四逆汤加减治疗慢性阻塞性
肺疾病一例

周某，男，71 岁，2020 年 6 月 9 日就诊。

患者住院诊断为慢性阻塞性肺疾病，请中医会诊协助诊治。现晨起阵发性咳喘，直至咳出痰方解，上楼时明显气喘，咽痒则咳，矢气频，眠食可，大小便无异常。舌暗有裂纹，苔薄白干，脉沉滑。

西医诊断：慢性阻塞性肺疾病。

中医诊断：肺胀。

辨证：气阴两虚、枢机不利。

治法：益气养阴。

处方：川党参 25 g，麦冬 30 g，五味子 15 g，北柴胡 25 g，枳实 15 g，白芍 30 g，炙甘草 15 g，粉葛 30 g，细辛 5 g，连翘 15 g，蝉蜕 10 g，蜂房 15 g，川芎 15 g，山药 30 g，茯苓 30 g，桂枝 10 g，知母 35 g，大腹皮 20 g，每剂自加生姜 20 g。2 剂，水煎服，2 日 1 剂。

按：慢性阻塞性肺疾病是一种以不完全可逆性气流受限为特征的慢性炎性反应性疾病，其发展常呈进行性。属于中医学"咳嗽""喘证""痰饮""肺胀"等范畴。临床常分为急性加重期（发作期）和稳定期（缓解期），急性加重期以标实为主，稳定期以本虚为主，辨证治疗。《诸病源候论》

曰："肺虚为微寒所伤，则咳嗽。嗽则气还于肺间，则肺胀，肺胀则气逆，而肺本虚，气为不足，复为邪所乘，壅痞不能宣畅，故咳逆短气也。"本案属于肺气阴两虚、枢机不利，用生脉散、四逆汤加减，佐以疏风清热、温肺化痰之品。

（罗伦才医案，周杨晶整理）

清热凉血治银屑病二例

医案一

李某，女，29 岁，于 2019 年 9 月 19 日就诊。

自述全身多处皮损，诊断为银屑病。给予激素、维生素类等治疗，现全身点状红斑复发并逐渐加重，部分转为黑色，伴口渴，大便干，舌质红，苔薄，脉弦滑数。

西医诊断：寻常型银屑病。

中医诊断：白疕。

辨证：血热型。

治法：清热凉血。

处方：牡丹皮 15 g，地骨皮 12 g，白鲜皮 15 g，鸡血藤 30 g，生石膏 30 g，甘草 6 g，生地 30 g，白术 15 g，赤芍 15 g，板蓝根 30 g，土茯苓 30 g，白茅根 30 g，紫草 10 g，槐花 15 g，白花蛇舌草 30 g。5 剂，水煎服，每日 1 剂。

医案二

李某，男，54 岁，2018 年 10 月 19 日初诊。

患者头皮屑多，夜间烦痒 5 年，自行用复方酮康唑软膏治疗未愈。现舌质淡，花剥苔，脉滑。

西医诊断：寻常型银屑病。

中医诊断：白疕。

辨证：内有蕴热，郁于血分，气血失和，化燥生风。

治法：清热凉血、养血祛风润燥。

处方：牡丹皮 15 g，地骨皮 12 g，白鲜皮 15 g，乌梢蛇 15 g，甘草 6 g，生地 30 g，白术 15 g，赤芍 30 g，板蓝根 30 g，土茯苓 30 g，白茅根 30 g，紫草 10 g，槐花 15 g，白花蛇舌草 12 g，白扁豆 12 g。5 剂，水煎服，每日 1 剂。嘱注意事项：①预防感冒；②预防感染；③保护皮肤；④调摄情绪；⑤清淡饮食。

按：银屑病是一种多基因、多环境因素刺激诱导的免疫异常性、慢性炎症性增生性皮肤病，典型皮损为边界清楚的具有银白色鳞屑的红色斑块，轻者可以在四肢关节部位出现银币大小的斑块，重者可以累及全身。病理表现为角质形成、细胞异常增生伴有角化不全以及炎性细胞浸润和新生血管形成。临床常分为寻常型、脓疱型、关节病型及红皮病型四种。中医学称之为"白疕""松皮癣""蛇虱"等。《外科大成》云："肤如疹疥，色白而痒，搔起白疕，俗呼蛇虱。由风邪客于皮肤，血燥不能荣养所致。"中医治疗多以辨证论治为主，此病一旦形成，治疗只能缓解症状，很难治愈，所以预防重于治疗。目前用生物制剂抗肿瘤坏死因子－α 抗体（依那西普、阿达木单抗、英夫利昔单抗）、白细胞介素（IL）－17A 抑制剂（司库奇尤单抗、依奇珠单抗）、IL–12/23 抑制剂（乌司奴单抗）以及 IL–23 抑制剂（古塞奇尤单抗）等治疗银屑病取得了一定进展。赵炳南早期将银屑病分为血热证、血燥证；朱仁康分为血热证、血燥证、风湿证、毒热型四证；金起凤则将其分为血热证、血燥证、湿热证。

医案一为血热型。方中生地、牡丹皮、赤芍、紫草、槐花清热凉血，兼有活血消斑作用；土茯苓、白术、甘草解毒除湿；白花蛇舌草、白茅根、板蓝根清热解毒；白鲜皮清热燥湿，祛风止痒；生石膏、地骨皮清热生津止渴。叶天士有"久病入络""入血就恐耗血动血，直须凉血散血"之言，唐容川"故凡血症，总以祛瘀为要。一切不治之症，终以不善祛瘀之故。"故方加鸡血藤活血化瘀，和营润燥。

医案二因内有蕴热，郁于血分日久，化燥生风。方中用牡丹皮、槐花、紫草、白茅根、生地、板蓝根清热凉血；用地骨皮清除体内蕴热，赤芍凉血活血；用白鲜皮、乌梢蛇祛风止痒；用土茯苓、白花蛇舌草清热解毒；患者舌苔呈花剥苔提示有脾胃虚弱，故用白术、甘草、白扁豆健脾益气。

（陈国强医案，周杨晶、张光玉整理）

三仁汤合二陈汤加减治暑湿头昏一例

张某，女，33岁，2018年5月11日就诊。

患者平素体质虚弱，因天气炎热，忽感暑湿邪气，自觉四肢困倦，酸软无力，懒于动作，口苦，口腻，心烦欲呕，头重头昏，自汗，身热，但体温正常（36.5℃），大便正常，小便黄赤，舌淡，苔白厚腻，脉沉濡。

西医诊断：先兆中暑。

中医诊断：头昏。

辨证：外感暑湿。

治法：清暑利湿、宣畅气机。

处方：苦杏仁15g，白蔻仁15g，薏苡仁30g，滑石15g，通草10g，淡竹叶15g，厚朴15g，法半夏15g，陈皮15g，茯苓30g，炙甘草15g，黄柏15g，荷叶15g，连翘15g，泽泻30g，藿香30g，青蒿15g。2剂，水煎服，2日1剂，服2剂后痊愈。

按：头昏，又名头眩、郁冒、风眩、眩仆等，青年人、老年人均见。体虚，六淫之邪乘虚而入，气机不利，脏腑功能失调，五脏精华不能荣养高巅，于是头昏乃作。本例为暑湿所致头昏，用三仁汤合二陈汤加减而愈。

（陈国强医案，张光玉整理）

凉血消斑治过敏性紫癜一例

罗某，女，21岁，2019年4月29日就诊。

患者因双下肢皮肤紫癜20天入院，现患者皮疹较前减轻，请中医会诊。患者下肢瘀斑，现好转中，食可，两便可，余无不适，舌尖红，苔薄白，脉滑数。

西医诊断：过敏性紫癜。

中医诊断：紫癜风。

辨证：血热壅盛，热毒化斑。

治法：凉血消斑。

处方：鸡血藤30g，白茅根30g，板蓝根30g，槐花12g，生地30g，紫草8g，牡丹皮12g，玄参15g，茜草炭30g，蒲黄炭30g，血余炭10g，黄芪9g，白术12g，甘草6g。5剂，水煎服，每日1剂。服后瘀斑持续好转，继续服用10剂痊愈。

按：过敏性紫癜是一种常见的累及毛细血管及细小动脉的白细胞碎裂性血管炎，常伴有免疫复合物，在皮肤、胃肠道和肾脏的小血管中沉积，临床常表现为下肢、臀部等皮肤表面先后出现大小不等的可触及性瘀斑、瘀点，对称分布。属于"紫癜风""发斑""肌衄""尿血""肠风""水肿""血症"范畴，本病多因血热壅盛，迫血妄行，血不循经，溢于脉络，凝滞成斑。此外，尚有因脾胃虚寒，中气不足，气虚不摄，脾不统血，血不归经，外溢而致紫癜。本案以鸡血藤补血行血、通经活络，白茅根、板蓝根、槐花、生地、紫草、牡丹皮、玄参凉血止血，茜草炭、蒲黄炭、血余炭活血止血，加黄芪、白术、甘草补气健脾，既增强机体的摄血、统血能力，又防凉药太过伤脾胃。

（陈国强医案，张光玉整理）

沙参麦冬汤合玄麦甘桔汤加减治感冒一例

钟某，女，38 岁，2018 年 10 月 19 日就诊。

患者头痛，头项强，畏寒，声音嘶哑，口干，轻微咳嗽，咽痒，大便干燥，有酸臭味。吃中成药，输液后仍加重，平素容易上火，舌尖红，苔薄黄，脉细数。

西医诊断：上呼吸道感染。

中医诊断：感冒。

辨证：外感风燥，阴虚肺燥，津液亏损。

治法：养阴清肺、生津润燥、疏风解表、清热利咽。

处方：沙参麦冬汤合玄麦甘桔汤加减。

北沙参 30 g，桑叶 12 g，枇杷叶 12 g，大青叶 15 g，马勃 10 g，玄参 20 g，甘草 6 g，黄芩 12 g，麦冬 15 g，天冬 15 g，桔梗 15 g，玉竹 30 g，天花粉 30 g，板蓝根 12 g，川射干 12 g，白扁豆 12 g，白芷 12 g，蔓荆子 12 g，独活 12 g，粉葛 30 g，北柴胡 12 g，川芎 12 g。3 剂，水煎服，2 日 1 剂。忌食辛辣生冷食物。

按：沙参麦冬汤源于《温病条辨》。方由北沙参、玉竹、麦冬、甘草、桑叶、天花粉、白扁豆组成，具有清养肺胃，生津润燥的功效，用于治疗秋燥伤肺胃，津液亏损所致的急慢性咽喉炎效佳。本案方中用沙参麦冬汤清养肺胃、生津润燥；用玄麦甘桔汤滋阴清热利咽；用枇杷叶、大青叶、马勃、

川射干、板蓝根、黄芩、天冬增强清热凉血利咽之功；用北柴胡、白芷解表散寒；用川芎、独活、蔓荆子解表止痛；用粉葛解肌退热。复杂上感 3 剂而愈。

（陈国强医案，张光玉整理）

荆防败毒散加减治疗感冒一例

王某，男，6岁，2018年10月10日就诊。

头晕头痛，咽痛，声音嘶哑，扁桃体肿大，鼻流清涕，大便正常，小便黄，舌质红，苔薄白，脉浮紧。

西医诊断：上呼吸道感染。

中医诊断：感冒。

辨证：外感风寒湿邪，郁而化热。

治法：发散风寒、解表祛湿、清热凉血利咽。

处方：荆防败毒散加减。

荆芥6g，防风6g，羌活6g，独活6g，川芎5g，茯苓6g，北柴胡6g，黄芩6g，桔梗6g，蔓荆子6g，白芷6g，大青叶8g，板蓝根15g，玄参8g，川射干6g，马勃5g，炙甘草3g，自加生姜3片。3剂，水煎服，2日1剂，饭后温服，忌食辛辣生冷食物。患者服之效佳，3剂痊愈。

按：荆防败毒散出自《摄生众妙方》，由羌活、独活、北柴胡、前胡、枳壳、茯苓、荆芥、防风、桔梗、川芎、甘草等药组成，具有发汗解表，消疮止痛的功效。本案用荆防败毒散去前胡、枳壳，加生姜以发汗解表祛湿，用大青叶、板蓝根、玄参清热凉血，用川射干、马勃、黄芩清热解毒，利咽消肿，用蔓荆子、白芷止头痛。

（罗伦才医案，张光玉整理）

龙胆泻肝汤加减治疗甲亢一例

周某，女，40岁，2021年4月21日就诊。

近日来怕热、汗多、纳亢，偶有心慌，在德昌某医院就诊，查甲状腺功能示异常，未做特殊处理，来凉山州第二人民医院就诊，确诊为甲亢，拟中西医结合治疗。现怕热、汗多、乏力、纳亢，偶有心慌，大便干，小便尚调，寐差，舌质红，苔薄黄，脉弦。

西医诊断：甲亢。

中医诊断：瘿病。

辨证：肝火亢盛，虚阳上浮。

治法：清肝泻火、滋阴潜阳。

处方：北柴胡15g，青皮15g，黄芩15g，生地30g，当归15g，白芍20g，合欢皮15g，黄连12g，郁金15g，栀子20g，百合30g，龟甲30g（先煎），牡蛎20g（先煎），五味子15g，山茱萸30g，甘草6g。2剂，水煎服，2日1剂。

按：甲亢是由于甲状腺激素合成分泌过多，出现以心悸、多汗、烦躁、食欲亢进、排便增多、消瘦等高代谢和交感神经兴奋症状为主要表现的疾病。甲亢属于中医学"瘿病"范畴，运用中医药辅助西药治疗，提高临床治愈率具有重要价值。《临证指南医案》曰："躁急善怒，气火结瘿。"龙胆泻肝汤加减治疗甲亢初期属肝火亢盛证者，表现为怕热、纳亢、多汗、心慌、手颤抖、颈前肿大以及眼球突出等，效果显著。

（张绍峰医案，周杨晶整理）